U0212772

中医慢病

影像解析

杨 华　曾国飞◎主编

重庆出版集团
重庆出版社

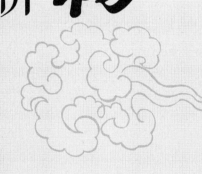

图书在版编目（CIP）数据

中医慢病影像解析 / 杨华, 曾国飞主编. —重庆: 重庆出版社,
2022.10
ISBN 978-7-229-17180-3

Ⅰ.①中…　Ⅱ.①杨　②曾…　Ⅲ.①慢性病—中医诊断学
—影像诊断　Ⅳ.①R241　②R445

中国版本图书馆CIP数据核字(2022)第181726号

中医慢病影像解析
ZHONGYI MANBING YINGXIANG JIEXI
杨　华　曾国飞　主编

责任编辑：陈　冲
责任校对：何建云
装帧设计：鹤鸟设计

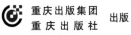 重庆出版集团
重庆出版社　出版

重庆市南岸区南滨路162号1幢　邮政编码：400061　http://www.cqph.com
重庆升光电力印务有限公司印刷
重庆出版集团图书发行有限公司发行
全国新华书店经销

开本：787mm×1092mm　1/16　印张：18　字数：380千　彩插：1
2022年11月第1版　2022年11月第1次印刷
ISBN 978-7-229-17180-3

定价：130.00元

如有印装质量问题，请向本集团图书发行有限公司调换：023-61520678

《中医慢病影像解析》编委会

顾　　问：左国庆

主　　编：杨　华　曾国飞

副 主 编：赵一蓉　彭　聪　刘翠芳　张德川

参编人员（以姓氏笔画为序）：

王军大　方　玉　孔丽娜　田　力

刘柳恒　刘　智　刘　曦　杜金超

李雪娇　杨　双　杨荟平　肖冬玲

张玉龙　张　琴　胡　艳　胡　然

胡勤勤　郭定波　梁仁容　廖光胜

前 言

　　慢病是指病因复杂、起病隐匿、病程长而迁延不愈，且尚未完全被确认的一类疾病的总称。随着现代生活水平的不断提高，慢病成为全球范围的重要公共卫生问题；如何做好慢病防治，已经成为影响国家经济发展的重大公共卫生问题。中医的"治未病"理念、辨证施治及"天地人"整体观等在慢病防治中具有独特的优势，但其在慢病理论的自我完善与科学阐明方面缺乏一定的客观性，尤其是其"司外揣内"的认知方法难以实现精细化、个性化的慢病管理。通过影像学不仅能评价慢病导致的器官功能损伤阶段、程度，还可以通过功能成像评价疾病的前期状态、发展趋势，预测病变进展的风险和程度，并能对远期预后进行评估，从而为慢病的科学管理提供影像依据。

　　目前市面上相关专著主要集中在中西医结合影像，强调疾病的影像表现。而中医临床医师更关注的并非是影像表现本身，而是如何用影像指导临床治疗，即：影像所见所反映的疾病处在哪一个阶段，严重程度如何，与中医辨证之间的关系如何，如何用影像解释中医病机，以及下一步如何选择影像检查方法等。本书从中医临床的角度谈影像，以影像与中医病机的关系谈慢病管理。

　　本书由长期在中医院从事临床一线工作的放射科医师编著，围绕中医在慢病管理中的指导性优势，影像在疾病分级、分类、病程进展、预后评估等方面的工具性作用，以影像解析慢病的客观状态，为中医慢病管理提供客观依据。全书以典型病例、代表性图片、重要的影像表现及其与中医辨病关系的体例编写，力求以简洁、实用的方式，系统、全面地介绍常见慢病的中医临床及影像，是一本非常适合中医临床医师和在中医院工作的影像医师阅读的参考书。本书分九章八十四节，包括：总论、呼吸系统、循环系统、乳腺、消化系统、泌尿生殖系统、骨肌系统、中枢神经系统和头颈部。每一节为一个病种，每个病种按概述、中医病因病机、检查方法、影像表现、影像与中医五个部分进行阐述。全书重点突出、可读性强，相信一定能为读者，尤其是中医从业人员的影像诊断水平提高带来帮助。

由于现阶段中西医结合影像研究尚不够深入，尤其是影像与中医病机的研究尚处于探索阶段，本书中部分涉及影像与中医的观点也是基于有限的文献报道，因而，有可能存在学术争议；此外，本书在编写过程中，各位编者已尽全力，但仍难尽人意，以致缺点和错误在所难免，恳请广大读者不吝指教。

编者

2022 年 2 月

目录

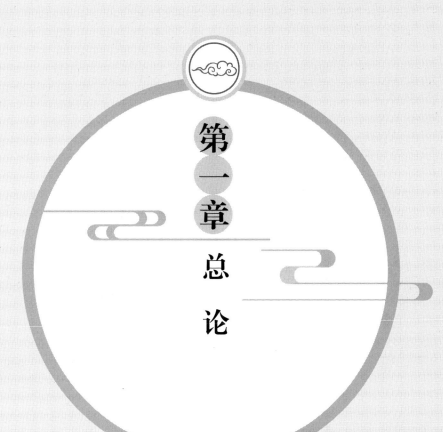

第一章

总论

第一节　中医慢病管理概述

慢病又称为慢性非传染性疾病，是对一类病因复杂、起病隐匿、迁延不愈、长期累积却不具传染性的疾病的概称，主要包括心脑血管疾病（高血压、冠心病、脑卒中）、糖尿病、恶性肿瘤以及慢性呼吸系统疾病等。慢病具有起病隐匿、病程长且迁延不愈、多病共存、治疗费用高、致残致死率高等特点，严重危害人类健康，给个人、家庭和社会带来沉重负担。慢病防治工作已成为全社会关注的焦点。

我国是人口大国，目前人口老龄化趋势严重，据统计，2021 年我国 65 岁以上老年人口比例已达到 14.2%。伴随着人口老龄化，以高血压、糖尿病以及恶性肿瘤为主的慢病发病率呈现明显的上升趋势。据预测，2030 年全世界因慢病导致死亡的人数将占到总死亡人数的70%，慢病成为威胁人类生存的一大杀手。因此，如何进行有效的慢病管理，对于减少患者痛苦和减轻社会负担尤为重要。

慢病管理是指由专业医护人员组成技术团队，协同为慢病患者提供全面、连续、主动的疾病管理，最终达到延缓病情进展、降低致死致残率、延长寿命、提高生活质量的目的，为患者、家庭和社会减轻负担的科学管理模式。早在二十世纪八十年代美国就提出规范慢病管理。目前国际上主要有三大慢性病管理模式，即：慢病管理模型（CCM）、慢病自我管理计划模型（CDSPM）以及慢病创新照护框架（ICCC）。自开展慢病管理以来，效果明显，慢病的死亡率与住院率均有所降低。美国佛罗里达州在 2001 年开始推行慢病管理，对高血压、卒中、COPD、肾脏病等常见慢病进行干预管理，到 2003 年共减少医疗支出费用约合 1.13 亿美元。英国政府也在 2001 年提出慢病管理计划，对英国民众实行健康保健教育，对英国的慢病患者实行有效的管理，结果显示：慢病管理能够有效提高患者对抗病魔的自信心与自我效能，从而达到改善疾病预后的目的。

目前国内主要的慢病管理模式包括慢病自我管理模式和社区慢病管理模式。近年来，国家出台了《"健康中国2030"规划纲要》，制定了国家大数据战略，启动了"互联网+"行动计划等，这些有利于医务系统利用和信息化的优势强化慢病管理。但如何进行个性化管理，提高患者的依从性仍然是慢病管理所面临的主要问题。

科学的慢病管理模式应遵循生物—心理—社会医学模式。中医作为传统文化的重要组成部分，在中国有广泛的群众基础。中医特色慢病管理是一种以现代健康概念和中医治未病理念为指导的新的医学模式，为慢病患者提供全面、主动、有效且具有中医特色的科学管理模式。该模式基于患者不同的中医证候特点，强调中医特色疗法的应用，在常规的慢病管理中，配合中医辨证治疗、中医膳食疗法、中医养生功法、中医穴位按压、中医情志护理等，对患者的疾病进行全程管理，可在疾病的不同阶段针对具体情况进行干预。同时，中医学的整体观念体现了人与自然、人体自身是统一的整体，是对"天人合一"哲学思想的具体应用，是人与自然和谐相处的生活理念，也是中华民族一贯的养身保健与疾病预防的原则。正是由于人体本身的统一性及人与自然界之间存在的既对立又统一的关系，所以治疗疾病须因时、因地、因人制宜，而这就是中医治疗学的重要原则。

中医理念为目前慢病管理的综合预防外延设计提供了成熟的理论指导，并为慢病管理中疾病风险评估、实践与技术的研发起到了推动作用。《中国防治慢性病中长期规划（2017—2025年）》提出：要发挥中医药在慢病防治中的作用，加强对慢病的防治工作，建立健康管理长效工作机制。因此，将中医特色融入慢病管理模式，结合现代医学知识和技术，对慢病管理有重要的现实意义。

尽管"互联网+"中医慢病管理模式的兴起让中医慢病管理逐渐深入人心，但目前国内中医慢病管理中尚存诸多不足：首先，中医全科医生数量严重不足，提供服务的主体人员缺乏，中医慢病管理人才储备不足；其次，中医注重定性、少有定量，且通过司外揣内，多为主观感受，缺乏客观依据，导致群众对中医的认识参差不齐；再者，慢病人群多为老年人，运用互联网的能力较差，基于中医健康管理的大数据缺乏，网络管理体系尚不成熟。因而，为实现中医在慢病的个体化干预和预防尚需要借助更加科学和客观的手段。

第二节　中医慢病管理与影像学概述

　　自 1896 年伦琴发现 X 线以来，医学影像学走过了一个多世纪的发展历程。进入 21 世纪之后，伴随计算机与信息科学的飞速发展，医学影像学已发展成为诊治兼备的现代医学影像学，成为生命科学的重要组成部分。目前医学影像学的更新速度已经超过了临床医学，有人预言：现代医学影像学的发展将引领未来临床医学的发展。在临床诊疗中，75% ~ 85% 的信息来源于影像图像，医学影像已经由临床辅助检查手段发展成为临床诊断疾病的主要方法。医学影像无创、快捷、精准，广泛应用于体检、疾病筛查、诊断与鉴别、疗效评价及预后等多个方面，为疾病的诊疗提供了科学和直观的依据，已成为临床医生诊治疾病的"眼睛"。影像技术向数字化、信息化、精准化和智慧化的大步迈进，将会进一步促进传统医学的快速发展。

　　当前，医学影像学不再局限于单纯的形态学诊断，而发展成为治疗、诊断并重，并着眼于功能成像及分子影像研究的学科。遗憾的是有几千年发展历史的中医，并没有充分利用这一现代成像技术，中医的望诊仍停留在几千年前的技术水平，停留在人体表面的神、色、形、态。与时俱进，正确认识和运用现代医学影像技术，为中医辨证施治及中医的现代化服务是当下中医学与医学影像学融合发展的迫切任务。

　　传统的中医望诊所采取的"有诸内必形诸外""司外揣内"的认知方法，有一定的局限性。现代影像设备的出现使我们能直接观察体内的生理病理情况，同时医学影像学采用了现代的科学技术，提供了可见、客观的影像学资料，也是中医望诊的延伸。医学影像学能为中医辨证提供内在的客观依据；通过对病变治疗前后的观察对比，有助于评价中医药的疗效；同时，借助于医学影像可以进一步挖掘中医药宝库，进行中医基础理论的研究。

　　总之，目前我国慢病发展呈现上升势头，在慢病管理方面结合发达国家经验和本国国情，逐渐形成了我国的慢病管理模式，并且已经取得不少成绩。尤其是中医理论与慢病管理的融合，极大地提升了慢病管理的效果。医学影像学的飞速发展，为慢病的科学、规范、个性化管理带来了契机。将医学影像与中医辨证和辨病相结合，在中医思维模式下利用医学影像探究人体的内在病理生理变化，揭示疾病发生、发展过程；用中医的思维方式揭示影像学的表象意义，从局部到整体、从形态到功能，全方位反映人体的变化。中医的指导性作用和影像学的工具性作用相结合，必将建立起一个更加科学、经济、合理的慢病管理模式，不断提升人民健康水平。

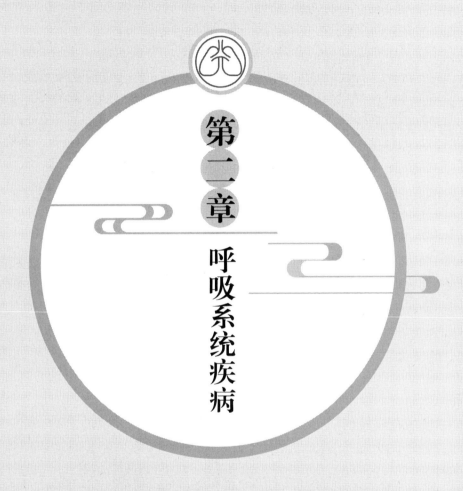

第二章

呼吸系统疾病

第一节　概述

呼吸系统疾病常见、多发、危害重大，是影响我国人民健康的主要疾病之一。呼吸系统病变多累及气管、支气管、肺脏及胸腔，病变轻者多表现为咳嗽、胸痛、呼吸不畅，重者呼吸困难、缺氧，甚至因呼吸衰竭而致死。近年来，随着全球环境污染、吸烟人群的扩大、人口老龄化及其他危险因素的日益增多，慢性阻塞性肺疾病、慢性支气管炎、支气管哮喘、肺部感染、肺癌以及间质性肺疾病等呼吸系统疾病的发病率、致残率、致死率有增无减，给家庭和社会带来了沉重的经济负担，成为我国面临的重要公共卫生问题。尤其是进入 21 世纪以来，已暴发的三次全球性呼吸道传染疾病：严重急性呼吸综合征、甲型 H_1N_1 流感以及新型冠状病毒肺炎，传染性强，危害性大，且缺乏特异性治疗药物，给人民健康和国民经济造成了巨大损失。

肺"主气、司呼吸、朝百脉、主宣发肃降"，又为五脏六腑之"华盖"，其位最高，外合皮毛；肺为娇脏，不耐寒热，又为清肃之脏，不容异物，故外感和内伤因素都易损伤肺脏而引起病变。肺病多以气机升降失常的证候为主，病证有虚有实，其常见症状为咳、痰、喘，常见证候包括肺气亏虚、阴津亏耗、寒邪犯肺、邪热乘肺、痰浊阻肺等。中医治疗既着眼于引起疾病的特定病因，以及疾病发展过程中特定阶段出现的病理改变，更注重调整恢复人体正气。改善患者症状与体征，或全面治疗，或分主次缓急，最终达到病、证、症全方位好转乃至痊愈的目的。近年来，中医药在呼吸疾病治疗中发挥了良好作用。中医药治疗的呼吸系统优势病种包括慢性支气管炎、慢性阻塞性肺疾病（稳定期、缓解期）、间质性肺疾病及支气管扩张症等。

目前，放射影像学检查是早期诊断呼吸系统病变、监测病情进展以及评估病变严重程度、并发症、治疗效果的主要手段，常用检查技术包括数字化 X 线摄影（DR）、CT、MRI 等。

胸部 DR 是应用最广泛的影像学检查手段，胸部各器官（如肺、血管、心脏、纵隔、横膈、骨骼等）间因明显密度差而在 DR 图像上形成自然对比。但 DR 图像空间及密度分辨率低，只能粗略反映呼吸系统病变形态、范围，虽经济、便宜，但漏诊、误诊率高，诊断价值有限，常作为健康普查手段之一。胸部 CT 图像因其密度分辨率高，可直接、全面地观察呼吸系统病变，避免了 DR 图像重叠结构的影响，有助于早期检出呼吸系统的细微结构病灶，观察评估病变密度、形态特征、累及范围。CT 还可作为导向用于经皮穿刺引流、活体组织检查等。尤其是高分辨率 CT（HRCT）扫描技术，成像效果更佳。CT 增强扫描通过了解病变血供情况，提高了病灶检出率。但 CT 检查费用及辐射剂量相对较高，因此常将低剂量 CT 扫描作为肺癌高危人群筛查手段。MRI 作为呼吸系统疾病的补充检查手段，优势主要在于无辐射、无需造影剂即可利用流空效应显示血管形态。MRI 可清楚显示肿瘤对脊柱、脊髓、血管及神经的浸润。

在胸部影像学最新研究及实践中，利用大数据分析、深度学习、人工智能、计算机辅助诊断、云影像及影像组学等新技术，可为呼吸系统疾病诊疗提供更多有价值的信息。双能量 CT 提供的解剖与功能联合图像，为呼吸系统疾病诊断提供了更多依据。CT 纹理分析已被证实是恶性肿瘤的潜在成像生物标志物。使用血管抑制功能和计算机辅助检测系统，可改善肺结节的胸部 CT 诊断准确性。在 MRI 方面，利用弥散加权成像（DWI）序列、表观弥散系数（ADC）值及动态增强灌注 MRI 成像可有效评估肿瘤良恶性。周围（PPU）门控的肺屏气黑血 T_2WI 技术具有可行性，可有效检测磨玻璃结节（GGO）病变，无辐射影响。超短回波时间 MRI 扫描具有与 CT 相当的高分辨率。

第二节　支气管哮喘

概　述

支气管哮喘（Bronchial Asthma）简称哮喘，是由多种细胞，包括气道的炎性细胞、结构细胞和细胞组分参与的气道慢性炎症性疾病。这种慢性炎症可导致气道高反应性，通常表现为广泛多变的可逆性气流受限，并引起反复发作性的喘息、气急、胸闷或咳嗽等症状，常在夜间和（或）清晨发作、加剧，多数患者可自行缓解或经治疗后缓解，属中医"喘病"范畴。根据临床表现，哮喘分三期，即急性发作期、慢性持续期、临床缓解期。西医诊治主要以缓解哮喘症状、减少哮喘发作次数为原则，但激素类、抗胆碱能等药物长期应用副反应较大。中医药通过内服外用，多途径辨证施治，可明显增强患者体质，减少疾病复发，改善肺功能，减轻气道重塑，提高患者生存质量。

中医病因病机

哮喘属中医"哮病"范畴，是因宿痰伏肺，遇感引触，痰阻气道，肺失肃降，痰气搏击，气道挛急而出现的发作性痰鸣气喘疾患。其病因也是每次发病的诱因，如气候突变、饮食不当、情志失调、劳累过度等，其中尤以气候因素为主。基本病理变化为"伏痰"遇感引触，痰随气升，气因痰阻，相互搏结，壅塞气道，肺管挛急狭窄，通畅不利，肺气宣降失常，引动停积之痰，而致痰鸣如吼，气息喘促。根据病因不同、体质差异，本病可分寒哮及热哮。

检查方法

胸部 DR 可对支气管哮喘进行粗略评估，但是对早期患者的诊断特异性不高。CT 检查可提高支气管哮喘检出率，HRCT 可以对支气管哮喘进行精确评估。利用吸气后屏气扫描和吸

气后出气屏气扫描可以计算肺功能。当前常采取影像学检查、肺功能检测来评价病变的严重程度。其中影像学检查主要通过检测支气管异常情况，早期诊断出支气管哮喘，为患者的及时治疗提供重要帮助。而为了进一步鉴别出支气管哮喘的病症类型，临床中常采取肺功能检测的方式，利用肺功能检测可以得出支气管哮喘急性发作期、症状缓解期肺功能的不同指标，为疾病的鉴别诊断提供了重要参考。联合应用影像学检查及肺功能检测的手段，对于疾病的个性化治疗有重要帮助，进而提高治疗效果。

影像表现

支气管哮喘的影像表现并不典型，有学者按照影像学上表现的严重程度将支气管哮喘分为正常型、肺间质改变型、合并肺气肿型、合并肺内感染型：

1. 正常型：仅有哮喘临床症状，胸部影像未见明显异常或仅表现为支气管管壁增厚，提示处于哮喘急性发作早期或缓解期。Ⅰ型变态反应可引起支气管管壁多种炎性细胞浸润及弥

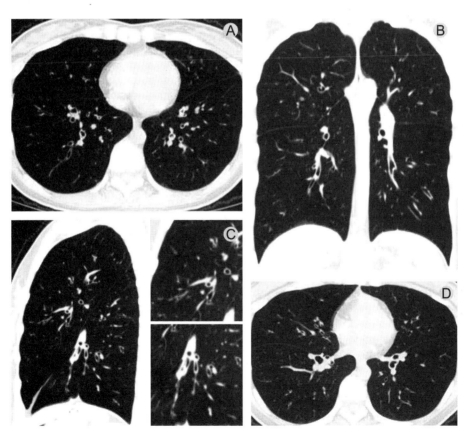

图 2-1 支气管哮喘

双肺部分支气管管壁增厚，管腔狭窄，部分支气管边缘稍模糊。

漫性支气管平滑肌痉挛，导致支气管管壁增厚。影像上衡量支气管管壁厚度的指标是支气管管壁厚与气道直径的比值以及气道壁横截面积百分比。

2. 合并肺内感染型：影像表现为沿支气管走行的斑片状高密度影，常见于哮喘急性发作期。气道壁急性增厚并有大量黏液分泌，可在气道内形成黏液栓，引起通气障碍，并发细菌感染可导致肺和肺泡壁内发生炎症反应，引起肺泡炎。

3. 肺间质改变型：影像表现为双肺纹理增多、模糊、紊乱，呈网格状改变。长期或反复发作的支气管哮喘导致肺泡炎长期反复发作，因炎症蔓延到邻近的间质部分和血管，最终产生间质性纤维化，导致瘢痕产生和肺组织破坏，使通气功能降低。炎症也可累及气管、毛细支气管，往往伴机化性肺炎，也是间质性肺炎的一种表现。

4. 合并肺气肿型：影像表现为双肺透亮度增加，呈过度通气状态，呼气相空气潴留。支气管管壁增厚导致远端肺内残留空气增多致肺过度膨胀，因气管腔更加狭窄，呼出气流受阻而致肺实质过度充气。同时，呼气相 HRCT 可见斑片状不均匀分布的空气潴留征，甚至累及一个肺段以上。

影像与中医

影像学检查作为呼吸内科的首选检查，对支气管哮喘的评估和监测具有重要价值。研究发现，支气管哮喘患者 HRCT 表现分型与中医证候有一定的相关性。按寒哮、热哮、寒包热哮、风痰哮、虚哮、肺脾气虚、肺肾两虚次序，疾病严重程度逐渐加深，病情逐渐加重，肺 HRCT 表现出不同的特征。随着免疫学及分子遗传学的不断发展，人们对哮喘的发病机制有了更深入的认识。西医针对哮喘研究在炎症机制、气道重塑等方面均有一定进展，中医主要通过脏腑、痰、风等方面进行阐述，并在治疗上取得了满意的效果。相信随着科学技术的发展，特别是影像检查技术的进步，对哮喘发病机制的认识也会更加深入，并为治疗提供有力的依据。

第三节 支气管扩张症

支气管扩张症（Bronchiectasis）是由各种病因引起的反复发生的化脓性感染，导致中小支气管反复损伤和（或）阻塞，致使支气管管壁结构破坏，引起支气管异常和持久性扩张，临床表现为慢性咳嗽、大量咳痰和（或）间断咯血、伴或不伴气促和呼吸衰竭等轻重不等的症状。近年来国际上报道的支气管扩张症发病率和患病率有所升高。中医的整体治疗及辨证论治，既可以控制急性期感染，又可以针对患者个体，在缓解期改善患者体质，减少患者发病次数，改善患者生活质量，对本病的治疗具有明显优势。

中医病因病机

支气管扩张症属中医"肺痈""咳嗽""咯血"等范畴，后期亦可归属于"肺痿""劳嗽"等病症。支气管扩张症的病因主要有外因、内因两个方面，外因指外感风、火、湿、热之邪，内因多指肺体亏虚、饮食不当及七情内伤。外因又互为因果而致恶性循环，正气虚弱容易感受外邪，内有痰热，外邪又易入里化热，使痰热更盛，在邪正相争中正气消耗，使正气更虚，导致支气管扩张症迁延难愈。各家对该病的认识有所差异，但对其基本的病理特点认识大致一致：该病为本虚标实，肺脾气虚为本，痰、热、瘀为标。

检查方法

胸部 DR 对早期支气管扩张轻症的诊断缺乏特异性，易发生漏诊；CT 是支气管扩张症诊断的首选检查方法。常规 CT 诊断支气管扩张症的敏感性约为 70%，特异性达 90%，诊断信息较 X 线平片检查多；HRCT 对该病的敏感性和特异性均可达 90% 以上，是目前支气管扩张症诊断中采用的主要方法。

《 影像表现 》

支气管扩张症是一个慢性发展而来的疾病，其胸部 CT 主要表现征象包括：

1. 支气管增粗：支气管管壁的炎性损伤造成支气管阻塞，阻塞又导致感染或引起感染的持续存在，两者的相互作用导致支气管局部发生炎症反应。支气管管壁的慢性炎症破坏了管壁的平滑肌、弹力纤维甚至软骨，从而削弱了管壁的支撑结构。当吸气和咳嗽时，管内压增高，在胸腔负压的牵引下引起支气管扩张症，而呼气时又因管壁弹性消弱而不能回缩，久之，则逐渐形成支气管的持久性扩张。影像表现为支气管呈管状或囊状扩张，支气管扩张症程度主要基于胸部 HRCT 支气管内径与其伴行肺动脉直径比例的变化来量化。

2. 支气管管壁增厚及黏液栓：支气管所发生的炎症反应可引起白细胞特别是嗜中性粒细

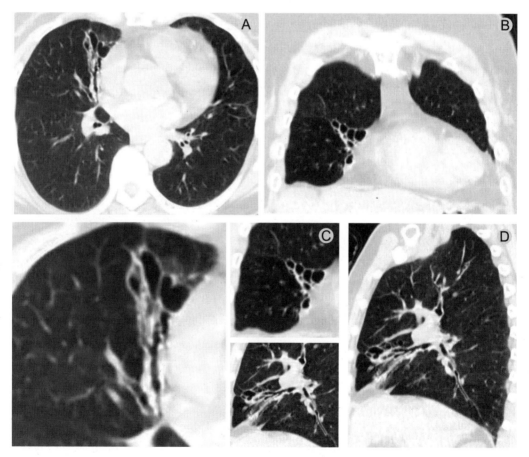

图 2-2　支气管扩张症

右肺中叶内侧段部分支气管呈柱状扩张，管壁不均匀增厚，周围见浅淡模糊密度增高影。

胞浸润、聚集，并释放髓过氧化物酶、弹性蛋白酶、胶原蛋白酶和毒性氧自由基及其他炎症介质。上述蛋白酶、氧自由基、介质、病毒、细菌及其所产生的内毒素，均可导致支气管黏膜上皮细胞损害，出现肿胀、脱落和坏死，黏膜腺增生和黏液分泌增多。由于支气管管壁增厚，管腔狭窄，黏液不能排出，最终形成黏液栓。CT表现为支气管明显增厚，或棒状或结节状高密度影。

3. 支气管周围炎症：由于支气管慢性炎症持续进展，炎症可累及支气管周围肺实质，致肺实质出现炎性改变。CT表现为支气管周围"树芽征"或斑片状密度增高影。

支气管扩张症的临床进展与否与支气管扩张症程度、累及肺叶范围及是否伴发炎症紧密相关。

影像与中医

影像学检查方法在支气管扩张症的诊断及疗效评估等方面有重要的临床价值，然而目前支气管扩张症中医相关的研究多数以临床症状的转变为主，很少涉及影像相关的研究。研究发现，稳定期支气管扩张症患者以虚实夹杂证最多见，且随着患者气流受限严重度增加，胸部CT病变累及肺叶增多。目前支气管中医证型分布已归纳出支气管扩张症常见证型5种，即实证类2种（痰热壅肺证、痰湿阻肺证），虚证类2种（肺气阴两虚证、肺脾气虚证），兼证类（络伤咯血证）1种，可通过胸部CT成像技术实现支气管扩张症的影像分型及定量评估，对支气管扩张症的中医证型研究及疗效评价具有重要意义。

第四节 慢性支气管炎

概 述

慢性支气管炎（Chronic Bronchitis）是气管、支气管黏膜及周围组织的慢性非特异性炎症。本病的病因尚不完全清楚，可能是多种因素长期相互作用的结果。该病缓慢起病，病程长，反复急性发作而病情加重，主要症状为咳嗽、咳痰，或伴有喘息。急性加重系指咳嗽、咳痰、喘息等症状突然加重。慢性支气管炎为老年患者多发性疾病，发病率超15%。中医药治疗慢性支气管炎方式多样，能提高治疗效果、减少疾病复发。

中医病因病机

慢性支气管炎在中医学中归于"咳嗽""喘证"的范畴，病机根本在于气血阴阳虚衰而致肺、脾、肾功能失调，外邪为诱因袭肺，最终导致肺脏功能失调，肺气上逆，引起咳嗽、喘息等症状，是以寒邪、痰饮为标，为本虚标实之证。

检查方法

DR与CT两种影像学方法在诊断慢性支气管炎中均具有重要价值，但CT诊断更为准确，临床应根据患者具体病情选择适合的影像学检查方法。与DR相比，CT的密度分辨率更高，能够更为清晰地显示支气管的断面，有效克服了传统X线检查影像重叠的问题，直观地显示管壁的厚度和管腔的内径，在胸部疾病诊断中具有很大的优势；通过吸气相和呼气相扫描可以对肺功能进行评价，对慢性支气管炎的诊断有很强的指导意义。

影像表现

慢性支气管炎于胸部 CT 上主要表现为支气管管壁增厚，部分可合并肺气肿和肺间质纤维化病变，合并感染可见实变影。

1. 支气管管壁增厚：烟草烟雾和其他有害物质刺激可导致气管以及大支气管杯状细胞数量增加、支气管黏液腺增生以及支气管黏膜变厚，进而出现黏液高分泌，炎症细胞浸润，上皮损伤，气道出现不规则狭窄，并出现支气管管壁炎症以及纤维化和水肿。CT 表现为支气管管壁普遍增厚，可呈"轨道征"改变。

2. 合并肺气肿：支气管管壁增厚导致远端肺内残留空气增多致肺过度膨胀，呼气因气管腔更加狭窄，呼出气流受阻而致肺实质过度充气。CT 表现为肺透光度增加。

3. 合并感染：肺炎病原体经支气管入侵，引起细支气管、终末细支气管及肺泡炎症。而

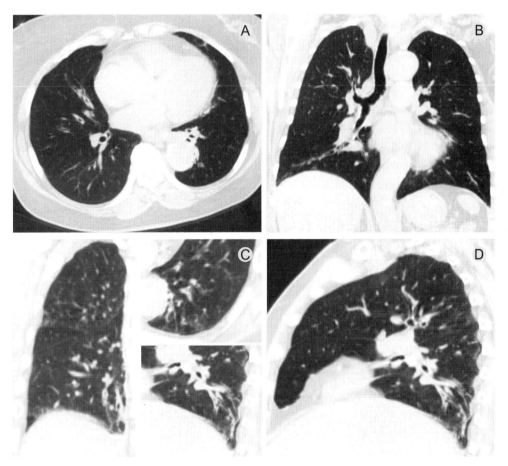

图 2-3　慢性支气管炎

双肺下叶支气管管壁增厚，管腔狭窄，部分支气管边缘稍模糊。

部分为肺泡炎症起病后经肺泡间孔向其他肺泡扩延，致使肺段的一部分或整肺段肺叶发生炎症改变，所以 CT 相应表现为斑片或大片状浸润征象。

4. 合并肺间质纤维化：长期、反复合并肺部感染，因炎症蔓延到邻近的间质部分和血管，最终产生间质性纤维化，导致瘢痕产生和肺组织破坏。CT 表现为肺纹理增多、增粗、紊乱，胸膜下网格影等。随着双肺支气管慢性炎症病变的进展，气管周围纤维结缔组织增生，管壁增厚、管腔僵硬或塌陷。病变逐渐蔓延至细支气管与肺泡壁，导致肺组织结构破坏，引起细支气管、终末细支气管及肺泡炎症，病程持续则可出现弥漫性网状阴影的间质纤维化改变。

影像与中医

影像学检查方法可直观呈现患者的肺部病变部位、程度及大小，增加了慢性支气管炎诊断的准确率，为患者的后续治疗奠定了良好的基础，同时可以进行病情分级及疗效评估。通过研究慢性支气管炎中医证型与影像分析发现，慢性支气管炎多为肺气虚弱，卫外不固，易遭外邪，以致咳嗽反复，及至后来，脾肺肾气虚，水津不布，痰饮内停，阻遏于肺而长期咳喘，而脾肺肾气虚又是招致外邪入侵的内在因素，患者发展到脾、肺、肾气虚为疾病从呼吸系统逐渐波及全身多系统的演变过程。随着慢性支气管炎病程增加及病情加重，CT 也会表现出更多的影像征象，同时定量 CT（QCT）结合人工智能可对肺部病变实现定量评估，这对研究慢性支气管炎的中医病机、中医证型及中医疗效均具有重要价值。

第五节 慢性阻塞性肺疾病

概 述

慢性阻塞性肺疾病（Chronic Obstructive Pulmonary Disease，COPD）是一种具有气流受限特征的疾病，气流受限不完全可逆，呈进行性发展，与肺部对有害气体或有害颗粒的异常炎症反应有关。COPD 的主要临床表现为咳嗽、咳痰、呼吸困难，在其病程中常出现急性加重，急性加重是疾病持续进展的主要因素。COPD 是"健康中国 2030"行动计划中重点防治的慢性疾病。针对 COPD 患者的病症类型进行辨证施治，可明显缩短抗生素的使用时间，有利于改善患者的肺通气功能，提高患者的生存质量，达到良好的治疗效果。

中医病因病机

中医认为 COPD 属于"咳嗽""喘病""肺胀"等范畴，病位在肺，可累及脾肾。肺脏反复感邪，迁延不愈，痰气瘀互结胸中，日久损伤肺、脾、肾脏，正虚卫外不固，易感外邪，如此反复恶性循环，导致本病发生，属本虚标实之证。急性加重期多为感邪诱发，以邪实为主；稳定期则以正虚为主。

检查方法

肺功能检查（PFT）是 COPD 临床诊断和分级的金标准。影像学检查中，胸部正侧位 DR 片可作为 COPD 的粗筛手段，常规胸部 CT 检查是评估 COPD 患者肺部病变最常用的辅助手段，在一定程度上可以评估患者的肺部病变情况以及病情严重程度的差异，为患者的个体化治疗提供客观依据。同时，HRCT 检查比早期的主观定量分析更客观，减少了对肺气肿程度的过高预估。目前随着 CT 技术的不断发展，QCT 已被广泛应用于量化 COPD 的肺气肿、空气潴留和气道异常等表型特征，能够提供 COPD 中肺实质和气道的详细结构信息；基于 HRCT 的 CT 参数效应图（PRM）逐渐被应用于 COPD 的评估中，同时，低剂量的双气相定量 CT 技术成为 COPD 研究的热点。DR 和 CT 检查成功的要点：一是患者除去检查区域内的异物，二是吸气或呼气充分并憋气。

影像表现

COPD 影像学表型分两种亚型：慢性阻塞性肺气肿和慢性支气管炎，于胸部 CT 上表现为肺密度降低、支气管管壁增厚、支气管血管束增多增粗等。

1. 肺密度降低：进行性进展的不可逆气流受限为 COPD 病理生理的核心特征，与小气道阻力增加和肺泡弹性回缩力下降相关。气流受限使呼气时气体陷闭于肺内，致肺过度充气和

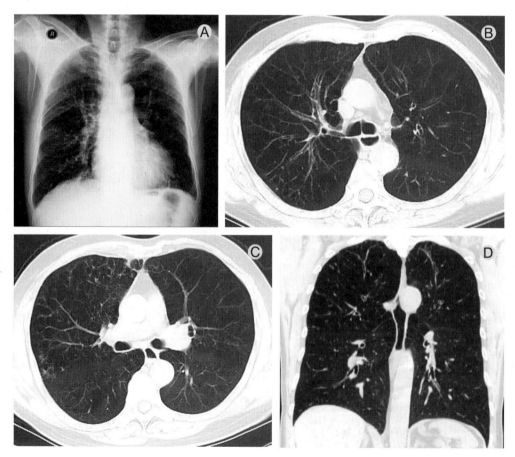

图 2-4　慢性阻塞性肺疾病

双肺支气管血管束增多、紊乱，双肺气肿，以间隔旁型肺气肿为主（A），气管、支气管管壁增厚、软化、塌陷（C、D），常伴发间质性感染（B）。

胸内压增高，致肺实质破坏、呼吸性细支气管的扩张和破坏，形成以小叶中央性肺气肿为主的肺气肿改变，于 CT 上表现为肺透光度增加，重者伴肺大泡形成。

2. 支气管管壁增厚：烟草烟雾和其他有害物质刺激导致气道杯状细胞数量增加，黏膜下腺体增大，进而出现黏液高分泌、炎症细胞浸润、上皮损伤，致使气道管壁增厚、狭窄及重塑，于 CT 上表现为支气管管壁普遍增厚，且呼气相表现更为明显。

3. 支气管血管束增多增粗：除上述支气管管壁增厚外，随着 COPD 的进展，慢性缺氧导致肺小动脉缺氧性收缩，内皮细胞功能障碍以及平滑肌肥大、增殖，共同参与了缺氧性肺动脉高压的发生发展，于 CT 上表现为支气管血管束增多、增粗。

影像与中医

影像学检查方法在 COPD 的诊断、病情分级及疗效评估等方面均有重要的临床价值。通过研究 COPD 中医证型与肺气肿胸部影像学发现：随着 COPD 中医证型由肺→脾→肾的演化，证型上表现为痰浊壅肺证→痰热蕴肺证→痰瘀阻肺证→肺肾气虚证的演化，其传统 X 线表现也呈现出由轻到重的过程，CT 上患者的肺气肿指数逐渐升高，表明胸部影像学检查能反映 COPD 中医证型的转变过程，可为中医辨证提供依据。胸部 CT 功能成像可实现肺部功能的定量评估，可对 COPD 的中医疗效进行定量评价，正越来越受到业界的关注。

第六节 肺脓肿

概　述

肺脓肿（Pulmonary Abscess）是一种或多种病原体所引起的肺组织化脓性感染，早期为化脓性肺炎，继而坏死、液化形成脓肿。临床上以急骤起病的高热、畏寒、咳嗽、咳大量脓臭痰，胸部 DR 见一个或数个含气液平面的空洞为特征。随着抗生素的广泛运用，肺脓肿的发病率已经明显降低，但随着人口老龄化、抗生素滥用出现多重耐药菌及不典型肺脓肿的发病率逐年增加等，肺脓肿的治疗面临着新的挑战。中医药治疗在缩短病程、减少耐药和并发症等方面起着重要作用。传统医学对于肺脓肿的辨证论治经验丰富，而近代中医学家对于其辨治更是在传承经典的基础上，不断更新和发展。

中医病因病机

肺脓肿相当于中医"肺痈"，"肺痈"首载于《金匮要略》。本病的发生与机体内在因素有密切关系，肺经痰热素盛或原有肺系疾病复感风热，内外合邪，则更易引发本病。其病机为邪热瘀肺，蒸液成痰，痰热壅阻肺络，血滞为瘀，而致痰热与瘀血互结，酝酿成痈，血败肉腐化脓，肺络损伤，脓疡内溃外泄。成痈化脓的病理基础在于热壅血瘀，溃脓期是病情顺和逆的转折点。本病的病位在肺，其病性主要表现为邪盛的实热证候，后期可出现气阴两伤。根据病情发展，其病理演变可以分为初期、成痈期、溃脓期及恢复期四个阶段。

检查方法

胸部 DR 与 CT 扫描都是诊断肺脓肿的重要手段。DR 可对典型肺脓肿作出初步诊断，且价格便宜、操作方便简单；但对比较细小的肺脓肿及不典型肺脓肿诊断尚存在困难，诊断准确率较低，漏诊率较高。CT 扫描有密度分辨率高、组织不重叠等优势，可弥补 DR 的不足，能更准确地发现体积较小的脓肿，对肺脓肿的定位、定性及鉴别诊断都具有较高的诊断价值。

◈ **影像表现** ◈

肺脓肿按病程及病变演变的不同分为急性肺脓肿与慢性肺脓肿。急性肺脓肿又可分为急性化脓性炎症阶段、空洞形成阶段及脓肿愈合阶段。

1. 急性化脓性炎症阶段：带有化脓性细菌的分泌物或异物进入终末细支气管或呼吸性支气管，细菌在其内生长和繁殖，引起炎症和坏死，于影像上表现为大片状实变影，密度较均匀，边缘模糊，可能与肺痈的"初期"一致。

2. 空洞形成阶段：随着病情发展，坏死物质开始液化并穿破细支气管进入肺实质，引起

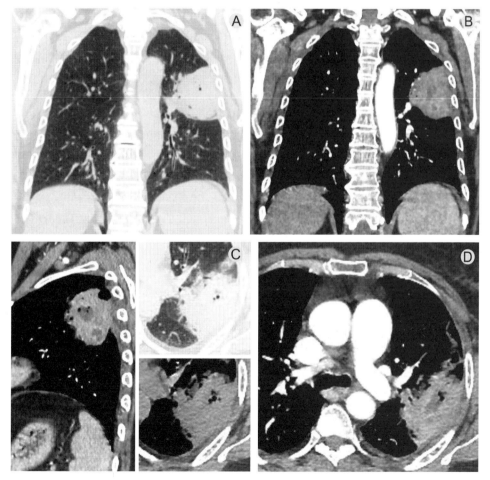

图 2-5 肺脓肿

左肺上叶尖后段厚壁空洞形成，增强扫描不均匀环状强化，周围可见散在炎症。

肺组织坏死及反应性渗出，同时，坏死组织经引流支气管排出，空气进入其内形成典型空洞改变。于影像上表现为空洞形成，其内可见气液平面，可能与肺痈的"成痈期、溃脓期"一致。

3. 脓肿愈合阶段：随着抗感染治疗或机体自身抵抗力作用，脓液顺利排出，空洞逐渐缩小而闭塞，周围炎症吸收消退，可留有少许纤维条索组织或形成薄壁空洞。于影像上表现为空洞缩小、壁变薄，甚至仅可见少许纤维条索影，可能与肺痈的"恢复期"一致。

4. 慢性肺脓肿阶段：因肺脓肿引流不畅，治疗又不及时有效，肺脓肿可迁延不愈，洞壁有大量肉芽组织和纤维组织增生，当洞壁发生纤维化性增厚则形成慢性肺脓肿。于影像上表现为厚壁空洞，内壁光整，周围伴较广泛纤维条索影和胸膜增厚。

影像与中医

影像学检查是肺脓肿诊断与疗效评估最佳的检查技术。近年来，中医在肺脓肿的治疗上传承经典的同时也有了新的认识，特别是随着抗生素的滥用，不典型肺脓肿逐渐增加，恰为中医发挥其治疗优势提供了新的机遇。肺脓肿相关的中医药研究必然需要影像学检查的辅助。一些中医名家在观察肺脓肿治疗疗效时，都将胸部 CT 上脓肿的大小、周围渗出等影像学改变作为评判基础。笔者认为，胸部增强 CT 在肺部空洞样病变的鉴别诊断中具有重要的价值，特别是对肺癌性空洞的鉴别意义更为重要，对中医方剂选择及剂量调整均具有重要的价值。同时，定量磁共振在肺脓肿中医诊疗研究中的价值也不可忽略，然而目前未见相关研究报道。

第七节 肺结核

概　述

　　肺结核（Pulmonary Tuberculosis），中医称之为"肺痨"，是一种由结核分枝杆菌感染引起的呼吸系统传染病，病症主要发生于肺组织、气管、支气管和胸膜部位，占各器官结核病总数的 80%～90%。肺结核以咳嗽、咯血、潮热、盗汗及身体逐渐消瘦等症为主要临床表现，是具有传染性的慢性消耗性疾病。中医治疗肺痨着眼于从整体上辨证论治，针对患者的不同体质和疾病的不同阶段，采取与之相适应的治疗方法，目前临床多结合抗痨西药治疗，可以获得标本兼顾、恢复健康的结果。

中医病因病机

　　肺结核属于中医"肺痨"范畴。中医认为肺痨的致病因素主要有两个方面：一为感染痨虫，一为正气虚弱。痨虫和正气虚弱两种病因可以相互为因。痨虫传染是发病不可缺少的外因，正气虚弱是发病的基础，是痨虫入侵和引起发病的主要内因。发病部位主要在肺，与脾肾两脏的关系密切。病理性质的重点以阴虚火旺为主，并可导致气阴两虚，甚则阴损及阳。可辨证为肺阴亏虚、阴虚火旺、气阴耗伤、阴阳两虚。

检查方法

　　结核菌培养为痰结核菌检查提供准确可靠的结果，灵敏度高于涂片，常作为结核病诊断的"金标准"。影像学检查中胸部正侧位 DR 片可作为诊断肺结核的初筛手段，胸部 CT 较 DR 检查更敏感，能发现隐匿的微小病变和气管支气管内病变，并能清晰显示肺结核病变特点和性质、病灶与支气管的关系以及纵隔淋巴结有无肿大。增强 CT 和支气管动脉 CT 成像有利于与肺癌等疾病进行鉴别诊断，同时可明确中量以上咯血的责任血管，以指导支气管动脉栓塞术。MRI 在肺结核诊断中尚处于研究探索阶段，目前相关研究提出：在肺癌、肺内炎症及结核等良性病变的诊断中，DWI 序列具有一定临床意义。

影像表现

CT 作为肺结核诊断的重要组成部分，是临床上诊断、鉴别诊断、疗效评价及肺结核筛查的主要和常用手段。肺结核的主要 CT 表现有：

1. 渗出为主的病变：出现在结核性炎症的早期或机体免疫力低下，菌量多、毒力强，或变态反应较强时，肺泡内中性粒细胞浸润，并很快为巨噬细胞所取代，表现为浆液性或浆液纤维素性炎，于 CT 上表现为磨玻璃样变和（或）实变，好发于上叶尖后段及下叶背段。渗

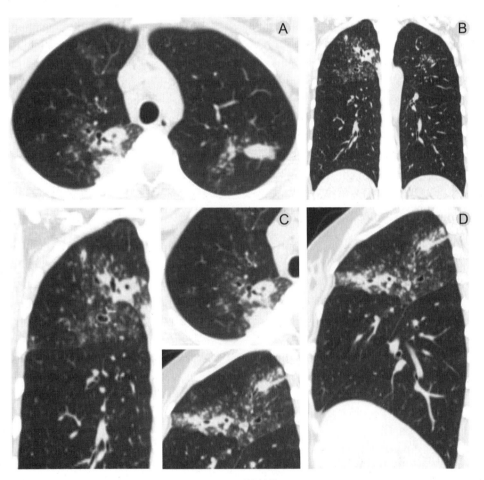

图 2-6　肺结核

双肺上叶见粟粒状小结节影及斑片影，边界不清，右肺上叶合并小空洞形成，局部与支气管相通。

出性变化可完全吸收不留痕迹，或转变为以增殖为主或以坏死为主的病变。

2. 增殖为主的病变：当菌量较少，毒力较低或人体免疫反应较强时，则发生以增殖为主的变化，形成具有一定诊断特征的结核结节（结核性肉芽肿）。结核结节是在细胞免疫基础上形成的，由类上皮细胞、Langhans 巨细胞加上外围局部集聚的淋巴细胞和少量反应性增生的纤维母细胞构成。单个结核结节肉眼不易发现，多个结节融合成较大结节时才肉眼可见。于 CT 上表现为边界清楚的结节影伴卫星灶。

3. 坏死为主的病变：在结核杆菌数量多、毒力强，机体抵抗力低或变态反应强烈的情况下，上述渗出性和增殖性病变均可继发干酪样坏死。由于坏死组织含脂质较多（脂质来自破坏的结核杆菌和脂肪变性的单核细胞）而呈淡黄色，均匀细腻，质地较实，状似奶酪，故称干酪样坏死，于 CT 上表现为厚壁空洞。干酪样坏死物中大都含有一定量的结核杆菌。

4. 空洞：干酪样坏死灶内含有大量抑制酶活性的物质，故坏死物可不发生自溶、排出，也不易被吸收。但有时也能发生软化和液化，形成半流体物质。随着液化，结核杆菌大量繁殖，更进一步促进液化的发生。液化虽有利于干酪样坏死物的排出，但更重要的是可成为结核菌在体内蔓延扩散的来源，是结核病恶化进展的原因，于 CT 上主要表现为空洞影，可伴增殖性病变与渗出性病变。

5. 结核病的病理改变有其独特的规律：①不同病理改变常同时存在于同一患者；②不同病理改变之间可以相互转化；③病变的进展、稳定和消退等不同阶段常常可同时存在于同一患者。该病变于 CT 上常表现为多样性、多形性病灶，包括斑片渗出影、实变影、结节影、肿块影、空洞影、空腔影、纤维条索影、钙化等共存。

影像与中医

影像学检查在肺结核的诊断及疗效评估等方面有重要的临床价值。中医按肺结核的演变过程，将肺结核分为 4 型：肺阴亏虚、阴虚火旺、气阴两虚、阴阳两虚。研究发现，肺结核早期阶段，症状较轻，病变范围小，常属于肺阴亏虚型；病情进一步加剧，病灶范围逐渐扩大，常属于阴虚火旺型；病情反复，肺组织反复遭到破坏，大量纤维组织增生，为气阴两虚型；疾病晚期，出现肺功能不全、肺动脉高压、肺气肿等症状，此时为阴阳两虚型。胸部 CT 能准确反映肺结核中医证型的不同演变过程，可为中医辨证提供循证学依据。同时，胸部 CT 成像可实现肺结核的病理分型及定量评估，可对肺结核的中医证型及疗效进行定量评价。

第八节　原发性支气管肺癌

概　述

原发性支气管肺癌（Lung Cancer）简称肺癌，是一种起源于支气管黏膜或腺体的恶性肿瘤，其病理特点为恶性程度较高，且易复发、易转移，临床发病率较高，病死率居高不下，是当今全球范围内最为常见的恶性肿瘤之一。据统计，我国肺癌发病率大致以每年11%的速度递增，预计到2025年，每年将会有约90万人死于肺癌，而且这一数值有上升趋势，是我国居民死亡的首位原因。肺癌主要的临床表现为咳嗽、胸痛、咯血、发热等症状，或者症状不明显，类似感冒症状，患者多不重视，往往在确诊时已发展为肺癌Ⅲ期或Ⅳ期，失去行根治性手术切除的机会，预后较差。现代医学多采取手术、放化疗等治疗手段。短期治疗可以缓解症状，而长期治疗毒副作用较大，且费用高昂，整体效果并不理想。中医药能对肺癌进行对症治疗，疗效确切且副作用少，越来越受到广大患者和家属的青睐，显现出强大的优势。

中医病因病机

肺癌归属于中医学的"肺积""痞癖""咳嗽""咯血""胸痛"等范畴。迄今为止，其病因尚未完全明了。肺癌的病理因素以"虚、痰、瘀"为主，病机分为虚实两端。肺癌是由于正气虚损，阴阳失调，邪毒乘虚入肺，邪滞于肺，导致肺脏功能失调，肺气膹郁，宜降失司，气机不利，血行瘀滞，津液失于输布，津聚为痰，痰凝气滞，瘀阻络脉，于是瘀毒胶结，日久形成肺部积块。因此，肺癌是因虚而得病，因虚而致实，是一种全身属虚、局部属实的疾病。肺癌的虚以阴虚、气阴两虚为多见，实则不外乎气滞、血瘀、痰凝、毒聚之病理变化。其病位在肺，但因肝主疏泄，脾主运化水湿，肾主水之蒸化，故与肝、脾、肾关系密切。

检查方法

原发性支气管肺癌的影像学检查方法主要包括胸部 DR、CT、MRI、正电子发射计算机断层显像（PET-CT）等，主要用于肺癌诊断、分期、疗效监测及预后评估等。在肺癌的诊治过程中，应根据不同的检查目的，合理、有效地选择一种或多种影像学检查方法。胸部 DR 是最基本的影像学检查方法之一，但胸部 DR 的密度分辨率较低，且有检查盲区，所以不常规推荐用于肺癌的筛查和检查。胸部 CT 可以有效检出早期周围型肺癌，进一步验证病变所在的部位和累及范围，也可帮助鉴别其良、恶性，是目前肺癌诊断、分期、疗效评价及治疗后随访中最重要和最常用的影像学手段。增强 CT 可帮助检出肺门及纵隔有无淋巴结增大，更准确地判断肺癌的转移范围，为肺癌作出更准确的临床分期，判断手术切除的可能性等。胸部低剂量 CT 可作为常规的肺癌筛查方法。MRI 检查不推荐用于肺癌的常规诊断，可选择性地用于以下情况：判断胸壁或纵隔受侵情况、显示肺上沟瘤与臂丛神经及血管的关系，特别适用于判定脑、椎体有无转移。PET-CT 是肺癌诊断、分期与再分期、放疗靶区勾画、疗效和预后评估的最佳方法之一。

影像表现

肺癌影像表现包括直接征象、间接征象与转移征象。直接征象指肿瘤的影像，包括支气管管壁增厚、结节或者肿块。间接征象指因肿瘤发生后引起的间接改变，包括阻塞性肺炎、阻塞性肺气肿、阻塞性肺不张等，常见于中央型肺癌。转移征象包括淋巴结转移、骨转移及其他脏器转移等。

1. 直接征象：中央型肺癌发生于肺段及肺段支气管以上，早期可表现为支气管管壁增厚，随着病变的进展，可表现为支气管腔内或腔外结节甚至肿块，引起支气管狭窄甚至截断；周围型肺癌可表现为实性结节、磨玻璃样密度结节、混合密度结节甚至肿块，当肿块较大引起肿瘤缺血坏死时可表现为空洞。

2. 间接征象：中央型肺癌引起支气管阻塞时，可引起：（1）阻塞性肺气肿，表现为肺叶范围内的密度减低区；（2）阻塞性肺不张，表现为以肺叶为单位的楔形高密度影，肺体积缩小；（3）阻塞性肺炎，表现为小片状肺段或肺叶实变影；（4）阻塞性支气管扩张症，表现为柱状或带状高密度影。

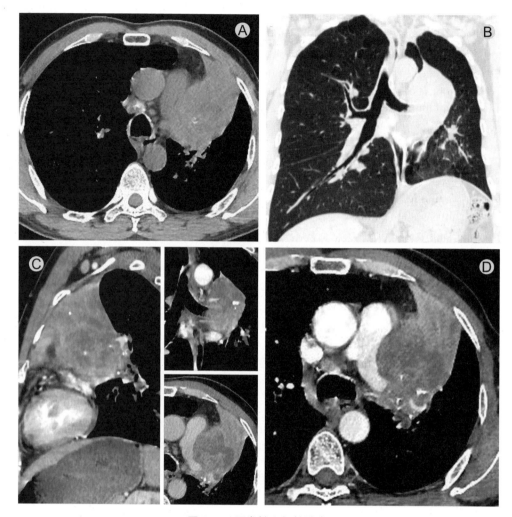

图 2-7 原发性支气管肺癌

左上肺门区软组织肿块，增强扫描出现明显不均匀强化，左肺动脉干局部受侵，左主支气管狭窄，远端肺组织实变及阻塞性炎症。

影像与中医

近十年来，许多学者采用影像学检查技术对肺癌中医证候的本质作了很多临床观察和基础研究工作，取得了一定成果。研究发现：分叶征与血管集束征这两种 CT 征象均提示肿瘤具有更强的侵袭性和转移性，这与气阴两虚病人肺肾气阴两虚，阴阳俱损，元气与肺气均衰败，抗邪能力大大减弱，导致邪毒极易内侵和扩散是一致的；此外病灶强化程度与肿瘤内微血管密度有关，微血管的密度不但反映了肺癌血供的丰富程度，亦反映了肿瘤的侵袭性和转移性。气阴两虚型肺癌的增强峰值 CT 值高于肺郁痰瘀型和阴虚痰热型的，也说明气阴两虚型患者由于正气的极度亏虚，无力抗邪易导致邪毒在体内扩散。胸膜凹陷征在肺郁痰瘀型中多于其他证型。肺郁血瘀型者痰瘀内阻，经络受阻，气机不畅，不通则痛；肿瘤牵拉胸膜致胸膜凹陷，感觉神经受刺激后易出现疼痛，这与肺郁血瘀型因瘀作痛的特点相一致。脾气虚弱，健运失职，导致水湿内停于胸腔，发为胸腔积液，故胸腔积液在脾虚痰湿型中多见。目前运用现代化的影像技术手段结合 TNM 分期结果，对各期肺癌的中医临床证候分型、多层螺旋 CT（MSCT）表现及病理结果进行分析，可反映患者机体代偿情况，有助于对疾病作出整体性判断，实现中医证型的病因病机与现代医学的融会贯通。

第九节 肺结节

概 述

肺结节（Pulmonary Nodule）是指发生于肺部的直径≤3 cm、边界清楚、圆形或类圆形、实性或亚实性的结节，其周围完全由含气肺组织所包绕，可为孤立性或多发性，不伴肺门淋巴结肿大、肺不张或胸腔积液。肺结节通常为临床健康查体或其他疾病诊治过程中偶然发现，极少数人有临床症状。临床上肺结节并不少见，但其具有病变小、确诊难、恶性肿瘤概率高等特点，给临床诊治带来一定困难。对于肺结节的防治，中医药有很好的疗效，有症状辨其证候，无症状调其体质，或针对整体体质状态调理，或针对早期或超早期肺癌术后调理，或针对由结节而产生的焦虑状态调理等，以期达到未病先防，已病防变，愈后防复的目的。

中医病因病机

肺结节属于中医学的"肺积""积聚""癥瘕""瘿病"等范畴。因肺结节患者症状体征的个体差异性较大，现代医家对肺结节病的中医辨病诊断众说纷纭。目前，中医学多认为外感六淫、七情内伤、饮食失当、劳逸过度及先天禀赋不足等伤及脏腑，致脏腑气机阻滞，气滞日久，津液不布聚而为痰，血行受阻滞则成瘀；日久痰瘀互相凝结，侵及肺胸，痹阻肺络，而成结节。

检查方法

肺结节的影像学检查手段主要包括胸部 CT、MRI 及 PET-CT。胸部 DR 虽能在一定程度上检出肺癌，但无法显示大多数直径<1 cm 的肺结节，故不作为筛查肺结节的常规评估方法。而胸部 CT 扫描，尤其是薄层扫描（层厚≤1 mm）可提供更多关于肺结节的位置、大小、形

态、密度、边缘及内部特征等影像学信息，是目前肺结节的主要筛查手段。MSCT 三维成像重建技术可直观分析、准确测量肺结节体积，从而能更加科学、实时、动态地监测肺结节的生长情况。动态增强 CT 扫描对区分良恶性肺结节的敏感度和特异度较高。虚拟导航气管镜（VBN）利用薄层 HRCT 图像重建三维图像，规划并呈现出通过气管路径的动画，有助于临床医师选取最佳路径，并为到达活检区域提供完全视觉化的引导。

近年来，MRI 定量分析逐渐被应用于肺结节检查，包括动态增强扫描、DWI 和 MRS 等，有助于评估肺结节血流灌注、水分子扩散及代谢情况。PET-CT 则仅适用于鉴别实性成分 >8 mm 的肺结节的良恶性。

影像表现

肺结节依据结节密度的特点，分为纯磨玻璃结节（pGGN）、混合磨玻璃结节（mGGN）及实性结节（SN）。

1. pGGN：CT 表现为无实性成分的局灶性磨玻璃影，其病理基础是病理组织沿肺泡壁伏壁生长，不伴肺泡结构破坏，肺泡含气量充分；主要病理类型包括炎性病变、局限性出血灶、非典型腺瘤样增生、微浸润腺癌及浸润性腺癌等。PGGN 的 CT 表现为边界清楚或不清楚的肺内密度轻度增高影，其内血管和支气管影仍可显示；病理基础为肺泡内气体含量减少、细胞数量增多，肺泡上皮细胞增生，肺泡间隔增厚和终末气囊内部分液体填充，且肺泡尚未完全塌陷。

2. mGGN：CT 表现为含有实性成分的局灶性 GGO 影。mGGN 中实性成分的病理基础为纤维增生、增殖细胞的累积与侵袭、肺泡内液体分泌、增殖细胞或肺泡细胞的破裂。一般认为 mGGN 的实性成分占比越高，病灶内部密度越杂乱不均，恶性概率越大。

3. SN：CT 表现为肺内圆或类圆形密度增高影，病灶内血管—支气管影因被掩盖而不显影。实性结节伴有分叶征、毛刺征、胸膜牵拉征及血管集束征时恶性可能性大。

4. 肺结节随访：胸部 CT 在肺结节管理中具有重要意义，我国推荐肺癌高危人群应每年进行低剂量 CT 筛查，以早期诊断肺癌。在胸部 CT 图像上重点观察肺结节的形态、大小及密度，并注重准时随访复查，比较肺结节 CT 影像学特征是否变化，这样有助于肺结节的良恶性鉴别诊断。肺结节在随访中有以下变化时，多考虑为恶性：

（1）体积增大，倍增时间符合肿瘤生长规律。

（2）病灶大小稳定或体积增大，并新出现实性成分。

（3）病灶缩小，但新出现实性成分或其内实性成分增加。

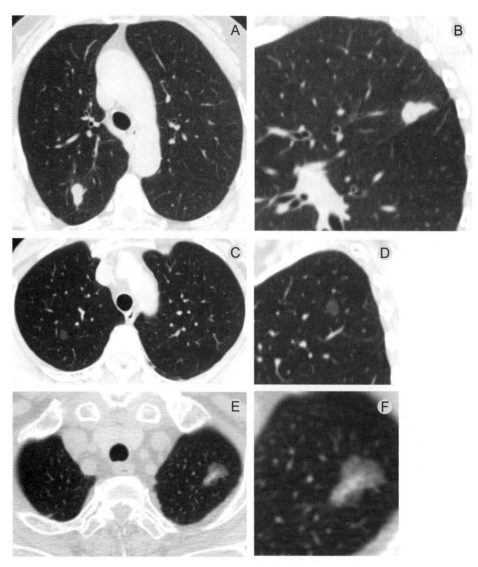

图 2-8　肺结节

A、B：右肺上叶后段炎性肉芽肿结节，SN，形态欠规则，边缘光整，边界清楚。C、D：右肺上叶尖段转移性腺癌，pGGN，形态规则，边缘光整，边界清楚。E、F：左肺上叶尖后段浸润性腺癌，mGGN，形态不规则，边缘光整，边界清楚。

（4）血管生成符合恶性肺结节规律。

（5）病灶边缘出现分叶、毛刺、胸膜凹陷和（或）血管集束征。

> **影像与中医**

肺结节的诊断需借助西医影像学检查，一旦发现肺结节，应当定期随访、复查肺部 CT。

西医 CT 影像学图像所见直径<3 cm 的结节病灶为有形之肿块，与传统中医理论中"痰""瘀""湿"等积聚关系密切。许多学者通过对影像学确诊的肺结节患者进行中医体质辨识，发现肺结节患者体质偏颇，以气虚、气郁、阴虚体质为主，兼见痰湿、血瘀、湿热、阳虚等体质。胸部磁共振动态增强扫描可通过评估对比剂在靶器官或组织中信号强度变化过程，间接反映肺结节组织和肿瘤血管生理特性，从而提高影像诊断肺结节良恶性的准确性，可为肺结节中医治疗疗效评估提供新的依据。

第十节　间质性肺疾病

概　述

间质性肺疾病（Interstitial Lung Diseases，ILD）是一大类在临床、影像和病理上具有一定共同特征，但病因不同的异质性疾病，以弥漫性肺实质、肺泡炎症和间质纤维化为基本病理改变，以活动性呼吸困难、限制性通气障碍、弥散功能降低和低氧血症为主要临床表现。绝大部分患者在祛除病因和经过糖皮质激素或免疫抑制剂治疗后，肺部间质性病变可部分或完全缓解，也可进展，导致不可逆的纤维化。目前已知 ILD 包含 200 余种疾病，由于病因谱系广泛而复杂，诊断难度大，一直被视为呼吸专业的疑难病症。中医通过辨证施治随证加减，在早期改善症状、进展期延缓病情恶化、晚期减轻并发症等方面具有独特优势。

中医病因病机

ILD 属中医学"肺痹""肺痿"范畴。多数中医学说认为，环境职业因素、药物治疗所致的 ILD 多以"肺痹"命名；由肺部感染、慢性阻塞性肺疾病等肺系疾病迁延发展而致的 ILD，则多以"肺痿"命名。ILD 的基本病机为正虚邪实及痰、瘀、毒痹阻肺络，肺痿贯穿 ILD 病机演变始终。虚、痰、瘀为病机关键，病位主要在肺。"痿"指痿弱不用，肺虚易损，从本虚而言；"痹"为痹阻不通，气血失于流畅，从邪实而言。随着疾病进展，肺络痹阻日久，气、血、津不能正常输布濡养肺脏，而成肺痿；肺脏痿弱不荣，气、血、津输布无力，气滞、血瘀、痰凝痹阻肺络，而成肺痹。故间质性肺疾病常可发展为"痿中有痹，痹中有痿"的虚实寒热错杂之证。

检查方法

目前，胸部 DR 和胸部 CT 均能很好地显示双肺弥漫性病变，因此影像学检查对 ILD 的诊断有重要辅助价值。层厚大于 10 mm 的 CT 图像不能充分显示肺组织细节，难以满足 LID 的临床诊断要求。而 HRCT 薄层扫描降低了平均容积效应，利用高空间频率算法重建提高了图像密度分辨力，较 DR 和常规 CT 而言能及早、清晰准确显示肺部细微结构病变的密度、形态及累及范围。HRCT 作为一种非侵入式检查手段，对 ILD 的早期诊断、进展情况评估及随访均有帮助。分子影像学（如 PET-CT 等）具有高特异性、高灵敏性和超高图像分辨率等特点，可更早、更准确地发现病变，但目前其在 ILD 诊断方面的研究尚处于探索阶段。

影像表现

ILD 的 HRCT 影像学征象大致相同，表现为弥漫性肺病变，主要包括胸膜下线、支气管血管周围间质增厚、网状影、蜂窝影、磨玻璃密度影及结节影。这些表现多呈混合存在，且常伴有肺容积减少。

1. 胸膜下线：肺内厚约几毫米的高密度弧形细线状影，与胸膜相平行，距离胸膜面 1 cm 以内。病理基础为相邻增厚的小叶间隔相连而成，可伴肺泡扁平、塌陷。

2. 支气管血管周围间质增厚：沿支气管、肺泡及肺动脉周围分布的高密度鞘状影，多表明肺间质炎性充血水肿及纤维组织增加。

3. 网状影：表现为高密度细线状和（或）网状影的小叶间隔增厚。如呈平滑状则多为间质性肺水肿；若呈串珠状，则常见于肿瘤淋巴管转移、结节病等；若呈不规则状，则多为特发性间质性肺纤维化。

4. 蜂窝影：病变区密度不均，呈形态大小不一、壁厚薄不均的蜂窝状低密度腔影，往往呈簇状或多层排列，多位于双肺外带，亦可见于多个肺层面。蜂窝影属多种 ILD 的慢性期或终末期表现，为不可逆性改变，其形成的主要病理基础为正常肺组织被破坏，并被纤维组织替代，肺腺泡正常结构完全丧失，肺泡毁损、破裂。

5. 磨玻璃密度影：肺内局部或弥漫性密度增高影，但其内支气管及血管影仍可见，表明肺泡和（或）肺泡间隔内液体增多，肺泡间隔纤维结缔组织增生，毛细血管血容量增加。

6. 结节影：肺内结节数目可单发或多发（2 个及以上），大小不一（直径<30 mm），密度多样（实性、磨玻璃、混合磨玻璃密度）。结节在肺内的分布主要包括小叶中心型分布、沿淋巴管走行分布和随机分布。小叶中心型分布的结节间距大致均衡，互相接近但不相连接，通

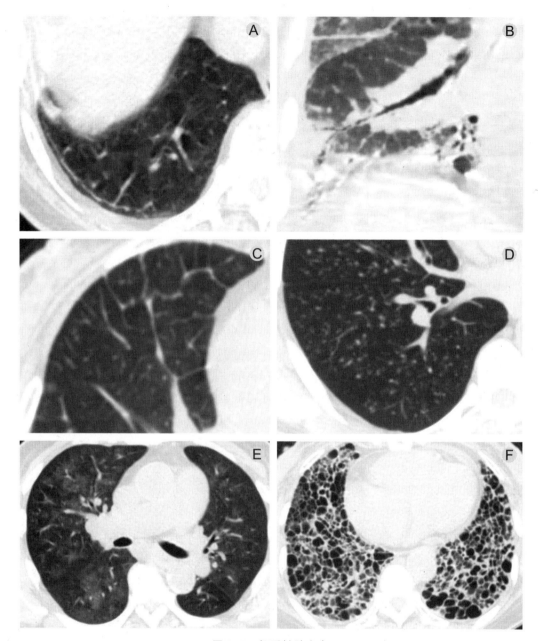

图 2-9　间质性肺疾病

A：右肺下叶后基底段胸膜下线；B：右肺下叶支气管血管束周围间质增厚；C：右肺多发小叶间隔线状、网格状影；D：右肺弥漫性多发粟粒样结节影；E：双肺弥漫性多发片状磨玻璃影；F：双侧蜂窝肺。

常距脏层胸膜表面 5～10 mm；沿淋巴管走行的结节在 HRCT 上通常表现为毗连肋骨和叶间胸膜表面、不均匀分布的结节；而随机分布的结节则是指肺内均匀、双侧对称分布的结节。

影像与中医

　　中医辨证学说认为 ILD 可分为痰浊阻肺证、痰热蕴肺证、阴虚内热证、肺气虚证、肺肾气虚证、肺肾气阴两虚证及血瘀证共七个证型。有研究通过胸部 HRCT 评分方法，首先对整个肺野图像进行分区，再对每个肺区的牵引性支气管扩张影、磨玻璃影、网格影及"蜂窝"影的影像学征象所累及范围进行评分，比较 ILD 各中医证型之间的 HRCT 评分值，得出证型与 ILD 病变严重程度有一定相关性，认为肺肾气阴两虚证的肺部影像学表现最为严重。除辨证分型外，HRCT 在 ILD 中医治疗的疗效评估、预后评价等方面也具有重要价值。

（刘曦　刘智　廖光胜　赵一蓉　方玉）

参考文献

[1]徐作军.正确理解和规范使用间质性肺疾病相关名词的概念和定义[J].中华结核和呼吸杂志,2021,44(6):520-522.

[2]袁慧琴,陈正光,李小圳,等.间质性肺病不同中医证型胸部HRCT评分差异及临床意义[J].临床放射学杂志,2021,40(2):373-376.

[3]姚小芹,冯淬灵,武维屏.从病、证、症辨治间质性肺疾病经验[J].中医杂志,2016,57(2):104-107.

[4]牛锐,郑运松.中医咳证分型与影像分析[J].陕西中医学院学报,2008,31(5):17-18.

[5]张临平.中医辨证治疗慢性支气管炎临床分析[J].世界最新医学信息文摘,2019,19(85):254-255.

[6]陈志强.影像学检查在慢性支气管炎诊断中的应用价值[J].中国全科医学,2017,20(S3):413-415.

[7]杨康.慢性支气管炎CT影像诊断研究[J].影像研究与医学应用,2019,3(22):34-35.

[8]林江涛,王文巧,周新,等.我国30个省市城区门诊支气管哮喘患者控制水平的调查结果[J].中华结核和呼吸杂志,2017,40(7):494-498.

[9]李建生,王至婉,谢洋,等.支气管扩张症中医证候诊断标准(2019版)[J].中医杂志,2020,61(15):1377-1380.

[10]莫华梅,李贤华,郭陪秀,等.支气管扩张症中医分型与影像学表现[J].中国中西医结合影像学杂志,2008(05):364-365.

[11]赵晶,潘纪戍.COPD表现型的CT定量诊断[J].国际医学放射学杂志,2011,34(3):250-256,273.

[12]王雯婷,王晓华,贺蓓,等.CT参数效应图在慢性阻塞性肺疾病诊疗中的应用进展[J].中华结核和呼吸杂志[J],2021,44(4):409-412.

[13]洪波,鲍翊君,王邦才.钟一棠治疗肺脓肿经验[J].中华中医药杂志,2016,31(11):4550-4552.

[14]柳澄.肺结核基本病理改变的MSCT表现[J].中国中西医结合影像学杂志,2013,11(03):341-343.

[15]方伟军,劳献宁,陶岚,等.肺结核的中医证型与CT影像关系[J].实用临床医学,2014,15(05):96-100.

[16]刘城鑫,洪海都,吴鹏,等.基于中医传承辅助平台的肺结节病方药规律分析[J].中国药房,2020,31(8):975-979.

[17]中华医学会呼吸病学分会肺癌学组,中国肺癌防治联盟专家组.肺结节诊治中国专家共识(2018年版)[J].中华结核和呼吸杂志,2018,41(10):763-771.

[18]王庆盛,许朝霞,高慧,等.肺结节病的中医辨证研究进展[J].世界科学技术-中医药现代化,2021,23(2):506-509.

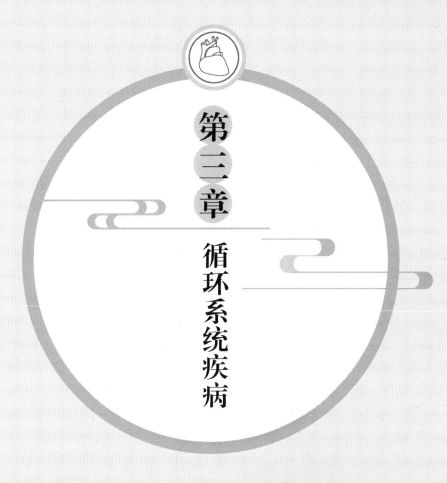

第三章

循环系统疾病

第一节 概述

循环系统疾病是一组以累及心脏和血管为主的疾病，一般也称为心血管疾病。心脏病变可累及心内膜、心瓣膜、心肌和心外膜，并引起心脏血流动力学改变和血液循环障碍，代表性疾病为冠状动脉粥样硬化性心脏病、风湿性心脏病和慢性心瓣膜病等。血管病变可损伤大、中、小血管，以动脉血管为主，代表性疾病分别为动脉粥样硬化和高血压。随着广大城乡居民生活水平的提高，人们生活方式和饮食习惯的改变，循环系统疾病谱及其危险因素发生了巨大变化。在我国已经跨入老龄化国家行列的今天，心血管疾病的危险因素，包括高血压、高胆固醇血症、糖尿病及肥胖等疾病的患病人数也在逐年增加，并且明显表现出年轻化趋势。心血管疾病的预防与管理是当今老年医学的主要研究方向。

中医药在循环系统疾病治疗方面的应用非常广泛，手段多样，可结合时间、地域因地因时制宜，辨证施治，针对每个人不同的情况采取不同的治疗方法。中医通过中药、针灸、艾灸、推拿按摩以及其他养生手段，对人体进行综合调节，依照阴阳五行学说，结合每个人的症状开具不同的中药，使心血管病得到改善。此外，中医在心血管疾病治疗方面提倡食疗，提倡在家庭中用饮食改善人体机能。患者可以通过咨询医师，针对不同的季节、年龄、体质与不同的疾病选择不同的食疗药物。中医借助各种手段使机体达到阴阳平衡、气血调和的状态，使心血管疾病的治疗有更多的选择。

中西医结合治疗心血管疾病的主要意义，是结合西医先进的诊断手段，让我们更精确地认知疾病；进一步通过中医的舌、脉、证候、证型，更加准确地达到治疗心血管疾病的目的，用药更加精准有效，让患者得到更大的好处。

心血管影像作为心脏病学科发展最为迅速的领域之一，是心血管疾病诊断和治疗中不可或缺的重要基础和依据，并指导和优化心血管疾病的诊断和治疗。超声心动图可直接观察心脏及大血管的形态和结构，定量测定与此相关的血液动力学指标，并评价心功能，是目前心血管常规诊断中不可缺少的检查手段，亦是术前、术中观察和术后评价的可靠方法。MSCT能清晰显示血管、心肌、心腔、心包及瓣膜疾病，收缩期及舒张期多期重建可评估心功能及室壁运动，特别是CT血管成像（CTA）可提供详细的动脉解剖学信息、管腔狭窄和斑块特征等，在无创血管病变诊断中具有重要的临床价值。MRI具有软组织分辨力高、重复性好、诊断一致性强、可实现功能成像及定量分析等特点，可作为心肌疾病诊断的"金标准"。高分辨率磁共振血管壁成像技术不仅能显示管腔，对管壁进行成像，还可以对斑块进行全面分析，揭示斑块破裂及继发的血栓栓塞的病理机制，为临床病因治疗提供更直观的影像依据。

心血管影像技术经历了从普通二维影像到三维立体成像，从宏观、大体成像向微观、分子成像，从单纯显示形态到提供功能信息的发展历程，特别是最新的基于功能学、分子学的研究，如心肌的血流灌注、血流动力学、心肌应变及人工智能等新技术研究的深入，将现代心血管影像学推向了更高层次的发展。另外，通过影像医生与心血管医生的密切协作，将进一步促进心血管疾病诊治水平的提高，更好地为广大患者服务。

第二节 冠状动脉粥样硬化性心脏病

概 述

冠状动脉粥样硬化性心脏病（Coronary Atherosclerotic Heart Disease）是冠状动脉血管发生动脉粥样硬化病变而引起血管腔狭窄或阻塞，造成心肌缺血、缺氧或坏死而导致的心脏病，常被称为"冠心病"。世界卫生组织将冠心病分为五大类：无症状心肌缺血、心绞痛、心肌梗死、缺血性心力衰竭和猝死。健康中国行动（2019—2030）指出，目前全国有冠心病患者1 100万，高血压、血脂异常、糖尿病以及肥胖、吸烟、缺乏体力活动、不健康的饮食习惯等是冠心病主要的危险因素。由于本病表现为本虚标实，有着复杂的临床表现及病理变化，而中医药治疗从整体出发，辨证施治，具有综合作用的优势，在冠心病的治疗及预防方面均有重要的临床价值。

中医病因病机

冠心病属于中医学的"胸痹""真心痛"范畴。本病的发生与年老体衰、膏粱厚味、七情内伤、寒邪侵袭等因素有关，心脉痹阻是本病的主要病机。本病以心、肾、肝、脾诸脏功能失调及气血阴阳虚衰为本，以气滞、血瘀、痰浊、寒凝为标，本虚标实。心脉痹阻致成本病，而劳累、情绪激动、饱餐、饮酒、受寒则为本病之诱发因素，均可导致胸痛的发作或加重。

检查方法

冠心病的常用检查方法包括心电图、超声心动图、DSA、CT、MRI及核素显像，其中以DSA为金标准。冠状动脉CT血管成像（CCTA）为可清晰显示冠状动脉解剖结构的无创影像技术，除能评价冠状动脉管腔狭窄程度，还可定量评价斑块性质，初步判断斑块易损性，对于疑诊冠心病者具有重要的临床价值；同时，钙化积分扫描可以对冠状动脉钙化病变进行量化，可反映整体的斑块负荷，对冠心病的诊断具有极高的阴性预测价值，对患者危险分层的评价具有重要价值。心脏磁共振（CMR）心肌灌注成像可以评价 CCTA 不能揭示的心肌微循环灌注，对心肌梗死及心肌缺血的早期诊断及预后评估具有重要价值。

影像表现

冠状动脉粥样硬化性心脏病的影像学表现分为直接征象与间接征象，直接征象为粥样硬化斑块，间接征象包括管腔狭窄、心肌梗死、心肌灌注异常等。过去临床常以狭窄程度作为冠心病临床进展的分度，现有研究发现，斑块的稳定性评价在冠心病诊疗中意义更大。

1. 粥样硬化斑块：斑块的病理学进程包括脂质点、脂质条纹、斑块前期、粥样斑块、纤维粥样斑块、复合性斑块。受 CT 密度分辨率的限制，诊断时一般按斑块的 CT 值将其分为钙化斑块（CT 值>130 HU）、非钙化斑块（CT 值<50 HU）及混合斑块（CT 值 70～100 HU）；按斑块累及的范围将其分为局限性斑块（<10 mm）、节段性斑块（10～30 mm）及弥漫性斑块（>30 mm）。研究发现：当斑块表现为低密度斑块、点状钙化、正性重构及餐巾环征等征象时，提示斑块易损，易损斑块容易发生斑块破裂、出血和随后血管腔内的血栓形成，导致"急性冠状动脉综合征"，患者表现为不稳定型心绞痛、心肌梗死，甚至猝死。

2. 管腔狭窄：按斑块所占管腔面积的比例，将管腔狭窄分为轻度狭窄（<50%）、中度狭窄（50%～70%）、重度狭窄（70%～99%）及闭塞（≈100%）。管腔中度及以上狭窄与冠心病的发生有直接关系。

3. 心肌血流灌注异常：当冠状动脉粥样硬化狭窄引起心肌缺血时，代谢产物可刺激冠状动脉扩张，以增加血流量，表现为"反应性充血反应"，但该现象会随狭窄程度的增加而逐渐减弱，直至冠状动脉狭窄程度>90% 时完全消失。影像检查可通过对比剂在心肌内的代谢情况间接了解心肌的血流状态。

4. 心肌梗死：急性心肌梗死是冠心病中最严重的类型，是冠状动脉急性、持续性缺血缺氧引起的心肌坏死。梗死心肌的自然进程包括：①20～30 min，心肌可有少许坏死，此时影像表现不明确；②1～12 h，绝大部分受累心肌呈凝固性坏死，心肌间质充血、水肿，伴炎症细胞浸润，CMR 表现为心肌水肿；③1～2 w：坏死心肌开始吸收溶解，逐渐纤维化，CMR 表现为心肌水肿并延迟强化；④6～8 w：瘢痕形成愈合，即陈旧性心梗，于 CT 或 CMR 上表现为首过灌注减低并延迟强化，且灌注异常范围与相应动脉供血范围一致。

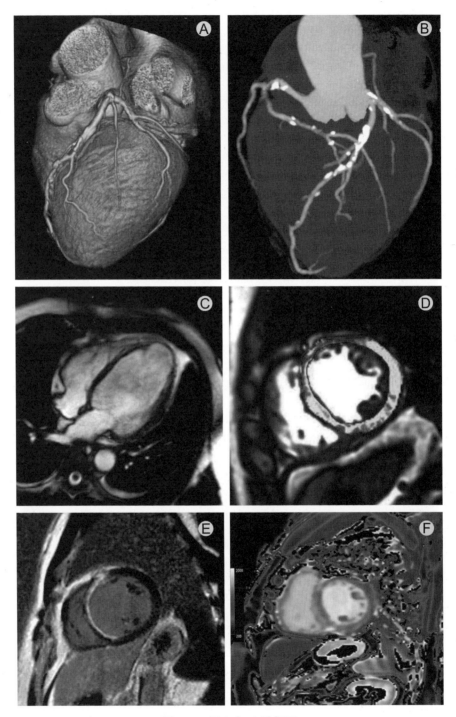

图 3-1　冠心病，心肌梗死

左冠状动脉前降支中段节段性混合斑块形成，管腔重度狭窄（A、B，彩图 3-1A），室间隔中远段及左心室心尖部心肌运动减低并出现反向运动，局部室壁瘤形成（C），相应区域心内膜下心肌首过灌注减低并延迟强化，T_1 值增大（D、E、F，彩图 3-1D、3-1F）。

影像与中医

　　近年来，冠心病的发病呈年轻化趋势，发病率逐年上升。中医学的辨证论治理念在冠心病治疗中具有积极作用，中医证型诊断是中医治疗冠心病的关键依据。研究发现：痰湿型和血瘀型体质的冠心病患者，CCTA 的表现明显具有不同的特征。近年来的许多研究证实，不同证型患者的钙化积分、冠状动脉狭窄程度、冠状动脉病变支数都存在明显差异。笔者在冠状动脉 CT 斑块稳定性分析与冠心病中医辨证分型的相关性研究中也发现，冠心病的中医辨证分型与冠状动脉粥样硬化斑块特性间存在一定相关性，在评估斑块危险性时建议采用复合证型法进行中医辨证分型，并对痰浊壅塞证患者及时行 CCTA 检查以排除易损斑块存在的可能。因此，将冠心病的辨证分型与现代实验指标相结合的研究，为辨证分型提供了客观依据，有助于揭示证候本质，指导临床治疗，弥补了传统中医诊断方法的不足，为患者的诊断以及治疗提供了不可或缺的依据。

第三节 高血压性心脏病

高血压性心脏病（Hypertensive Heart Disease，HHD）是指以高血压引起的心脏长期负荷增高，以及在与高血压有关的儿茶酚胺、血管紧张素Ⅱ等因子的综合作用下所致的以左心室肥厚和扩张为主要特征的心脏病，简称高心病。如 HHD 没有得到有效控制，将演变为左心力衰竭甚至全心力衰竭，并可最终导致患者死亡。有研究显示，70% 的心力衰竭由高血压所致。治疗 HHD，控制血压是前提。由于中药控制血压作用缓慢而持久，并可干预心室的重构，其远期疗效优于一般西药，因此，中医药治疗高心病有一定的优势。

中医病因病机

HHD 属中医学的"胸痹""心悸""喘症"等范畴，发病病因与气虚血瘀、肝旺动风相关，水液循环受阻，使得阴阳失调，气血两虚，诸邪攻心，进而引发疾病。病因上，多是由于患者的饮食习惯不健康，生活作息不规律，造成机体脏腑正常运行功能失稳，表现为脾气郁滞，三焦气化受阻。机体内水大量停留，引发痰液增多，机体经络正常运行受阻，又进一步造成临床症状加重，心功能损伤。本病病位在心，其发病与脾、肾、肺、肝四脏功能失调相关。

检查方法

HHD 的常用检查方法包括 DR、超声心动图、CT、MRI、核素显像及心内膜心肌活检，以超声心动图应用最为广泛。诊断 HHD 的金标准是心内膜心肌活检，但是该方法有创，会引起一系列并发症。超声心动图具有广泛的实用性，在左室肥厚和舒张功能障碍的临床评估中发挥着重要作用，但其声窗较小，对细微变化的诊断敏感性较低，并且对操作者依赖性很强。CMR 是一种无创、无辐射的影像学检查方法，可提供可靠性和重复性更好的心脏测量参数，如心脏容积、射血分数及心肌质量等。通过 CMR 提供的组织特征相关信息可更加准确地鉴别左室肥厚病因。同时，CMR 还可以对治疗效果进行评估和监测。

影像表现

随着 HHD 的临床进展，其影像学表现可包括：左室功能异常、左室壁肥厚、心肌重建、肺淤血等。

1. 左室功能异常：由于高血压的长期影响，心肌细胞及非心肌细胞出现成分凋亡、纤维

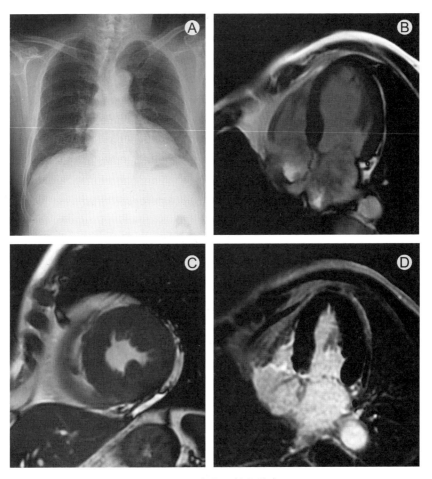

图 3-2　高血压性心脏病

心影增大呈主动脉型，双肺淤血（A）；左心室壁及室间隔弥漫性对称性肥厚（B），左室壁心肌首过灌注均匀并散在斑点状延迟强化，强化范围与供血范围不一致（C、D）。

化及微循环改变，致使心肌细胞肥大及病理性心脏重塑；胶原纤维的积累会使心室肌顺应性下降、僵硬度增加，导致舒张功能减低，随着胶原纤维的持续积累，可导致收缩期功能减低，甚至出现心力衰竭。影像上表现为左心室功能异常，包括早期的舒张功能异常，中期的收缩功能异常及晚期的心力衰竭，出现射血分数（LVEF）减少与心输出量（LVCO）降低、心肌应变异常等。

2. 左室壁肥厚：是高血压的远期结果，也是高心病最常见的影像学表现。持续性压力负荷增加的机械牵张使心肌细胞为减轻室壁应力而产生适应性肥大。MRI 表现为左心室壁广泛、均匀增厚，厚度>12 mm，左心室腔变小（左心室横径<30 mm），而左心房继发性增大（左心房前后径>40 mm），DR 表现为左室圆隆或隆凸。左心室肥厚是心脏经隧不畅的具体表现。

3. 心肌重构：HHD 心肌纤维化包括弥漫性分布的反应性间质纤维化和微小局灶的替代性纤维化，心肌纤维化贯穿于 HHD 全过程，其纤维化程度与 HHD 进展程度紧密相关。CMR 表现为钆对比剂延迟扫描，呈散在斑点状高信号，主要位于肌壁间，T_1 mapping 值增大及 ECV 减低。

4. 肺淤血：左心室功能异常导致进入心脏的肺静脉血受阻，形成肺淤血。影像上表现为双肺门增大、双上肺肺静脉增粗、双肺透光度减低等。这与经隧不畅，日渐影响水液分布有关。

影像与中医

除实验室指标外，影像学检查对 HHD 的中医辨证施治及疗效评估也具有重要的临床价值。超声心动图作为心脏检查最简便快捷的影像检查技术，是 HHD 最常用的检查方法，但对早期 HHD 诊断作用有限，且诊断敏感性与特异性均比较低。CMR 作为当前心肌病诊断重要的无创手段，不仅能够精确评价心脏结构及功能，还能无创表征心肌组织学特性，在 HHD 的早期诊断、治疗评价及预后随访中发挥着重要作用。笔者认为，今后可通过 CMR 对 HHD 辨证分型及相关治疗疗效进行相关研究。一方面，通过可视化影像技术实现 HHD 辨证分型的可能机制研究，为 HHD 的中医辨证提供可靠的理论依据；另一方面，通过 CMR 在形态学、功能学方面的定量检查优势，对 HHD 的中医药治疗进行疗效评估及预后预测，明确中医药治疗的作用价值及可能机制。

第四节 慢性肺源性心脏病

慢性肺源性心脏病（Chronic Pulmonary Heart Disease，CPHD）简称肺心病，是指由于呼吸系统疾病（包括支气管、肺组织、胸廓或肺血管病变）导致右心室结构和（或）功能改变的疾病。根据起病缓急和病程长短，肺心病可分为急性肺心病和慢性肺心病两类。肺血管阻力增加和肺动脉高压是其中的关键环节。在我国，绝大多数肺心病患者是在慢性支气管炎或肺气肿基础上发生的。根据国内近年的统计，肺心病平均患病率为 0.46%，患病年龄多在 40 岁以上。随着年龄增长，肺心病的患病率增高，急性发作以冬、春季多见，是一种严重危害老年人健康的常见病、多发病，应积极进行防治。中西医结合是肺心病常见的治疗方法。

肺心病在中医学归属于"肺胀""痰饮""水肿"等范畴。中医认为肺心病多是由于久咳喘等慢性疾病反复发作，肺虚痰瘀、迁延日久，或年老、体衰阳虚日久侵袭心肾引起。而病理因素多为痰瘀、肺气不和、肺脾肾三脏俱虚，引起恶性循环，导致肺心病。

CPHD 的常用检查方法包括 DR、超声心动图、CT 及 MRI，以超声心动图应用最广泛。DR 仅能观察肺部及心影大小的改变，不能评价心肌和心脏功能的异常。超声心动图可定量评估心功能，是无创性评价心功能的首选检查方法。随着各种影像技术的迅速发展，能谱 CT 的双能量灌注成像等能评价肺气肿的治疗效果，MRI 灌注成像、应变成像、T_1 mapping 和细胞外容积分数（ECV）、4D-FlowMRI 等能发现早期右心室的改变及血流动力学异常，且能对

CPHD 进行分期，为临床早期诊断、治疗及患者的管理提供有力的指导。

《 **影像表现** 》

CPHD 的影像表现，以胸部原发病变为主（见呼吸系统介绍），其心脏影像学表现可包括肺动脉高压、右心室功能改变、右心室结构改变、左心室肥厚。

1. **肺动脉高压**：各种原因（包括慢性支气管炎、肺气肿等）导致肺血管阻力增加，引起肺动脉高压，致使右心做功增加而发生 CPHD，因此肺动脉高压发生早于 CPHD 并贯穿其全病程。CT 肺动脉成像可直接测量肺动脉内径，若肺动脉主干直径≥30 mm 或（和）肺动脉主干与升主动脉直径比值≥1 则提示肺动脉高压。

2. **右心功能异常**：肺动脉高压早期，右心室尚能代偿，舒张末期压仍正常。随着病情的

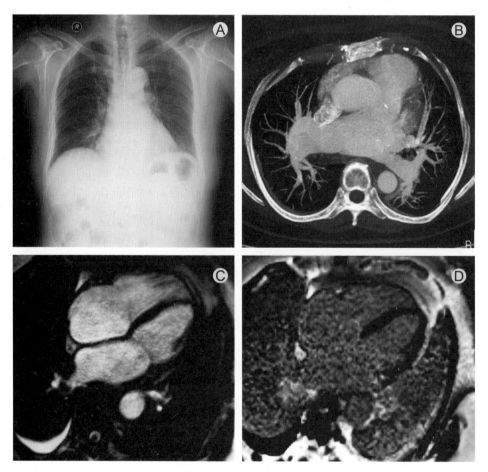

图 3-3　慢性肺源性心脏病

心影增大，肺动脉段突出（A），主肺动脉和左、右肺动脉主干增粗（B），右心房、右心室扩大，左心室壁未见延迟强化（C、D）。

进展，病变超出右心室的代偿能力，右心失代偿，心排出量下降，右心室功能衰竭。CT 或 MRI 可评估右心室功能参数，正常 RVEF>40%。

3. *右心室结构改变*：肺循环阻力增加早期，右心发挥其代偿功能以克服肺动脉压升高的阻力，而致发生右心室肥厚。随着病情的进展，特别是急性加重期，肺动脉压持续升高，右心室收缩末期残留血量增加，舒张末压增高，促使右心室扩大。CT 或 MRI 可评估右心室壁厚度。

4. *左心室肥厚*：由于缺氧、高碳酸血症、酸中毒、相对血流量增多等因素，左心负荷加重。如病情进展，则可发生左心室肥厚，甚至导致左心力衰竭。MRI 表现为左心室壁广泛、均匀增厚，厚度>12 mm。

影像与中医

CPHD 包括肺部的原发病变以及心脏的继发病变，CT 在胸部检查方面、CMR 在心脏检查方面各有优势。目前关于 CPHD 的中医研究更多以临床观察为主，包括中医辨证分型、中成药及中药汤剂的临床应用；观察指标以实验室指标如"红细胞比容""血气分析"为主，其次为"症状缓解时间"；涉及影像的检查方法以超声心功能评价为主，如采用超声心动图评价参附注射液联合硝酸甘油治疗慢性肺源性心脏病合并心力衰竭的疗效观察，而涉及 CT 或 CMR 与 CPHD 相关的研究报道甚少。在 CPHD 的中医辨证论治中，将肺、心作为一个有机整体，实现"肺心同治"，因此，采用胸部 CT 观察 CPHD 患者肺部的改变以及采用 CMR 观察 CPHD 典型的心脏结构、功能和大血管改变，明确中医辨证分型的内在机制，并通过 CT 评估患者气道疾病的状态及通过 CMR 的 T_1 mapping 技术和 ECV 定量评价患者的心肌纤维化程度，指导中医药治疗方剂的调整或增减。因此，采用影像学检查行 CPHD 中医病机研究及疗效评估具有现实价值。

第五节　风湿性心脏病

概　述

风湿性心脏病（Rheumatic Heart Disease，RHD）简称风心病，是指由于风湿热活动累及心脏瓣膜而造成的心脏瓣膜病变。临床上表现为二尖瓣、三尖瓣、主动脉瓣中有一个或几个瓣膜狭窄和（或）关闭不全。患病初期常常无明显症状，后期则表现为心慌气短、乏力、咳嗽、下肢水肿、咳粉红色泡沫痰等心功能失代偿表现。中医辨证疗法从病机出发，在 RHD 早期控制炎症、在中期对症治疗心肌病变、在晚期控制心力衰竭等均具有一定的临床意义。

中医病因病机

中医认为 RHD 属于"喘证""心痹""水肿"等范畴。其病机为湿邪、风寒内侵，风湿热邪入侵或久而化热，引起血脉不畅、心脉痹阻，心失所养、血行失度，心神不安。其临床症状主要表现为怔忡，严重者阳气衰微，无以温煦气化。风心病主要辨证为气血虚亏、心血瘀阻及心肾阳虚等类型，以心血瘀阻为主。

检查方法

RHD 的常用检查方法包括 DR、超声心动图、CT 及 MRI，以超声心动图应用最广泛。DR 能够观察心脏外形、大小、肺动脉增大等情况；超声心动图能准确判断早期房室增大、室壁运动、瓣膜狭窄及返流情况，并且能观察血流动力学变化；CMR 检查无创、准确、可重复，能定性和定量评价心脏瓣膜病变及心脏功能改变；CMR 可显示瓣膜狭窄、关闭不全以及瓣膜的形态和活动程度，但其对瓣膜钙化的敏感性低于 CT。

影像表现

RHD 按病理进程分为炎症渗出期、增殖期、瘢痕形成期，各进展阶段影像学表现各异，最终可表现为心房心室增大。

1. 炎症渗出期：由于链球菌感染，心脏瓣膜出现炎性反应，瓣膜肿胀、变性、活动受限，该阶段以实验室检查为主，影像学检查作用有限。

2. 增殖期：由于瓣膜长期处于充血水肿状态，瓣膜血液循环不良，瓣膜纤维素样变性坏死，结缔组织增生，形成赘生物。CT 上表现为瓣膜增厚。

3. 瘢痕形成期：感染反复发作，胶原纤维进一步增生、机化，形成瘢痕及钙化，从而影响心脏瓣膜功能。CT 检查可见瓣叶钙化，MRI 可见瓣膜运动受限及瓣口狭窄，并可计算、评估瓣口面积及返流量。

4. 心房心室增大：瓣膜增厚、运动受限及瓣口狭窄长期存在，易导致心腔内血液瘀滞、排出困难，心脏做功增多而发生心腔扩大，以二尖瓣狭窄最为多见，可引发左心房和右心房增大，于影像上表现为左心房、右心房增大，左心耳常明显增大，主动脉球缩小，左心室缩小。

影像与中医

中医认为 RHD 是风湿热进展的结果，中西医结合治疗 RHD 有较好的临床疗效。现有关于 RHD 的中医研究，多数以疗效、实验室检查相关的炎性指标作为评价标准。也有部分学者采用超声心动图作为慢性期或心力衰竭期 RHD 治疗的疗效评价手段，如通过超声心动图

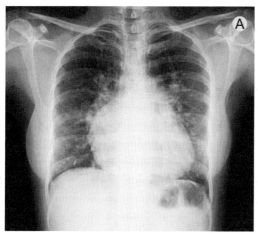
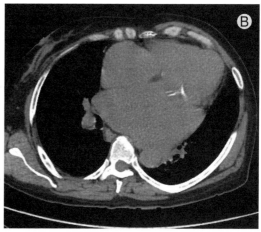

图 3-4 风湿性心脏病

肺动脉段突出，左房及右室增大，心影呈二尖瓣形，双肺瘀血（A）；二尖瓣瓣叶钙化（B）。

的心功能指标评估心血瘀阻型风湿性心脏病的中医辨证治疗疗效。心脏磁共振作为心肌疾病诊治不可或缺的影像手段，对风湿性心脏病的早期诊断及病变进展延缓、预后评估等具有重要价值。现有研究发现，RHD 除瓣膜受累外，常伴有心肌纤维化过程，且心肌纤维化程度与 RHD 临床进程紧密相关，磁共振 T_1 mapping 技术、ECV 等可实现心肌纤维化程度的定量评估。因此，采用 CMR 实现 RHD 中医疗效评估切实可行。

第六节 慢性心力衰竭

　　慢性心力衰竭（Chronic Heart Failure）是指由任何初始心肌损伤引起心脏结构或功能变化，最后导致心室泵血和（或）充盈功能低下的一种复杂的临床综合征，是心血管疾病的终末期表现和最主要的死因，已逐渐成为二十一世纪最重要的心血管病症。导致慢性心力衰竭的主要疾病是冠心病，其次为高血压和心脏瓣膜病。随着现代医学治疗心力衰竭手段的进步，治疗指南不断更新，心力衰竭病死率呈现下降趋势，但心力衰竭患者死亡总数仍在不断增加，再住院率仍然较高。中医在治疗心力衰竭方面有着悠久的历史和丰富的经验，并且疗效显著，可以明显改善患者症状、提高其生存质量，尤其符合我国国情和现状。

中医病因病机

　　中医古籍中未曾记载与"心力衰竭"相同的病名，历代中医文献中对心力衰竭病名的认识不一，根据其病症，可将其归属于中医学"喘证""水肿""支饮""心水""心痹"等病症范畴。心力衰竭的病机可概括为本虚标实，本虚主要指气虚、阳虚，标实为痰浊、瘀血、水停等，属虚实夹杂之证，其病位在心，与肺、脾、肝、肾多脏密切相关，五脏病变都可引起心力衰竭。

检查方法

　　心力衰竭的影像学检查包括超声心动图、MRI、CT、核医学等，以超声心动图应用最广。超声心动图可完成二维或三维、脉冲和连续多普勒、彩色血流和组织多普勒、心肌应变、声学造影等成像模式，是评估心力衰竭患者心功能参数的首选方法。CMR 是测量心力衰竭患者左右心室容量、质量和射血分数的"金标准"，当超声心动图未能明确诊断心力衰竭病因时，特别是右心系统疾病，CMR 是最好的替代影像学技术；此外，CMR 还可以对心肌纤维化和心肌存活性进行评估，因此，对于心力衰竭或有心力衰竭高危因素的患者，CMR 在诊断、临床管理和决策制订过程中具有重要价值。

影像表现

慢性心力衰竭的影像表现包括原发疾病的征象及心力衰竭征象，心力衰竭按发展过程可分为心功能代偿期和失代偿期。

1. 心功能代偿期：心脏有很大的储备力，当患病的心脏负荷增加，心排血量减少时，心脏可通过多种途径进行代偿，包括交感神经兴奋、心室舒张末容量增加、心肌肥厚等，使心

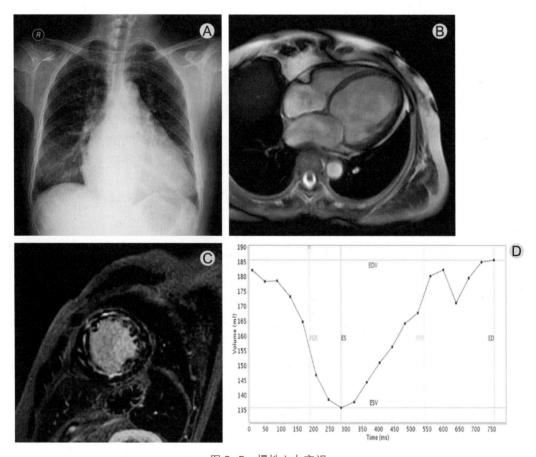

图 3-5 慢性心力衰竭

全心增大，双下肺淤血（A）；CMR 示左、右心室运动明显减低，左心室肌壁间散在多发延迟强化，左心室功能减低（LVEF=20%）（B、C、D）。

排血量增加甚至接近正常。此为心功能的代偿期，常规心脏影像检查常表现为正常，或仅见左心室壁显示增厚，一般于 CMR 上心肌厚度在 12～14 mm。有研究发现，代偿期患者心肌应变、T_1 mapping 值、ECV 值等均可发生变化。

2. 心脏功能减低期：为代偿心脏功能，患者心率加快、心肌耗氧量增加，且冠状动脉供血和心室充盈时间缩短，使得每搏血量下降、心排血量降低，影像上表现为左心射血分数减低（<50%），左心输出量减低。

3. 心腔增大：心力衰竭晚期，心肌收缩力减弱，心搏出量减少，心室腔内的残余血容量增加，导致心腔扩大，于超声、CT 及 MRI 上均可直观显示。

4. 原发疾病的征象：慢性心力衰竭常见的原发疾病包括冠心病、高血压性心脏病、风湿性心脏病等，相应疾病的影像表现在前面章节已叙述。

影像与中医

随着影像学新技术的不断发展，心脏影像在心力衰竭诊治决策中扮演着越来越重要的角色，而中医以其辨证论治思维及中药多成分、作用多靶点、多途径等优势，在临床治疗心力衰竭中发挥着重要作用，因此，采用影像检查技术评估中医药治疗心力衰竭疗效的研究大有可为。目前，关于中医药治疗心力衰竭的研究多数以心功能的变化为主要依据，研究内容包括辨证依据、中药方剂汤剂、针灸及中药与西药联合应用等。由于心功能异常代表心力衰竭进展为失代偿期，患者预后一般都比较差，因此，对心功能代偿期的相关研究更加具有临床价值。CMR 的组织学成像特点具有拟病理学特征，相比其他影像学检查，CMR 在心力衰竭病因诊断、预后判断及亚临床心力衰竭筛查中发挥着重要作用，因此，通过 CMR 行中医相关研究，可全面评估患者心力衰竭类型、病因和预后，以更好地制订临床决策，改善心力衰竭患者预后。

第七节　主动脉粥样硬化

主动脉粥样硬化（Aorta Atherosclerosis，AAS）是指人体动脉在年龄增长、糖和脂质代谢异常、吸烟、高血压等因素综合影响下，动脉内膜出现脂质和复合糖类积聚、出血及血栓形成，进而纤维组织增生及钙质沉着，动脉中层逐渐蜕变和钙化，导致动脉壁增厚变硬、血管腔狭窄且管壁弹性显著减低。该病多见于 40 岁以上的中老年人，近年来有年轻化趋势，女性发病率较低，但绝经后发病率迅速增加。中医在控制 AAS 病因方面具有一定的价值。

中医病因病机

AAS 大致可归属于中医学"痰证""瘀证""胸痹"等范畴。本病多因饮食不节，过食肥甘，中焦失职或情志不遂，肝气抑郁，气郁化火，煎熬津液，水凝成痰所致；痰浊留于体内，阻碍气血流通，可导致头痛、眩晕、胸闷、心痛，肢体麻木偏瘫，突然昏仆，不省人事等症状。痰浊瘀滞的部位不同，其临床表现亦有区别。一般按痰瘀在头（脑）、痰瘀在胸、痰瘀在腹、风痰闭阻四种类型辨证施治。

检查方法

AAS 的主要影像检查方法包括超声、DSA、CT 及 MRI。超声具有无创性检测特点，多用于评估动脉壁病变，可检测血管内膜厚度、光滑度和斑块大小。DSA 作为动脉病变诊断的金标准，在细小血管检查方面有非常高的分辨率，能够准确显示血管病变位置、血流状况等。CT 具有扫描范围大、成像速度快、空间分辨率高、后处理功能强等特点，能够准确定位血管病变位置并准确反映病变血管狭窄、流动等情况，可以有效支持后续治疗方案的制定。MRI可显示动脉硬化狭窄状况，进而分析斑块形态特征、出血和血栓状况、纤维状况改变等信息；MRI可对病情进行定量、定性分析，进而便于斑块稳定性检测，较为客观。

《 **影像表现** 》

AAS的发生与年龄关系密切，其影像表现与病理进程紧密相关，随着疾病的进展，可出现脂纹、纤维斑块、粥样斑块及其他复合病变，包括：斑块内出血、斑块破裂、血栓形成、动脉瘤形成等。

1. 脂纹：动脉粥样硬化的早期病变，因高脂血症或其他有害因子造成内皮损伤，使其表面糖萼变薄，炎性细胞浸润，巨噬细胞摄取大量脂质直至形成泡沫细胞，大量泡沫细胞聚集即形成脂纹。该阶段仅为电镜下的病理改变，现有的影像学检查无法评估。

2. 纤维斑块：泡沫细胞进一步聚集，周围间隙产生胶原、弹性纤维及蛋白多糖，镜检下表现为斑块及纤维帽，肉眼观为隆起于内膜表面的灰黄色斑块。由于空间分辨率的限制，该阶段超声与CTA可表现为正常或局部管壁稍增厚。

3. 粥样斑块：纤维斑块进展的常见表现，包括中心的坏死核心、脂质包埋及钙化，边缘

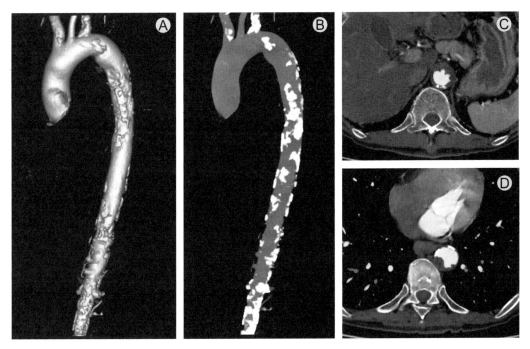

图 3-6 动脉粥样硬化

腹主动脉弥漫多发混合斑块（A、B，彩图3-6A），局部见"尖角征"，提示穿透性溃疡形成（C、D）。

的肉芽组织及新生毛细血管等，肉眼观为明显隆起于内膜表面的灰黄色斑块。影像表现为管腔不光整，管壁不规则增厚并向管腔内凸起，斑块密度可均匀或不均匀，可见钙化。MRI可对斑块内的成分进行定量分析，并通过增强扫描评估斑块内新生血管的情况。

4. 斑块内出血：在粥样斑块的边缘常可见到许多薄壁的新生血管。在血流剪应力作用下，这些薄壁血管常易破裂出血，可形成血肿，使斑块更加隆起，其后血肿被机化。斑块内出血是斑块不稳定的一种表现，于MRI上表现为局部斑片状 T_1WI 高信号影，增强扫描可呈轻中度强化。

5. 斑块破裂与血栓形成：是AAS最危险的并发症，斑块破裂常形成溃疡（粥瘤性溃疡）及并发血栓形成；坏死性粥样物质可进入血液循环而造成胆固醇栓塞。由于斑块外周部分纤维帽最薄，抗张强度较差，该处易发生斑块破裂。斑块破裂于影像上表现为溃疡形成，血栓形成于影像上表现为充盈缺损、管腔狭窄等。

6. 动脉瘤形成：严重的粥样斑块底部的中膜平滑肌细胞可发生不同程度的萎缩，以致逐渐不能承受血管内压力（张力）的作用而扩张，形成动脉瘤，于影像上表现为局部血管管径增粗，且大于邻近正常管径的1.5倍。另外，血流可从粥瘤性溃疡处侵入主动脉中膜，或中膜内血管破裂出血，均可造成中膜撕裂，形成夹层动脉瘤，于CTA或MRI上表现为主动脉内的内膜瓣和真假双主动脉腔。

影像与中医

医学影像检查在AAS的诊断、疗效评价及预后评估等各方面应用广泛，特别是CTA在AAS复合病变的及时诊断方面、高分辨率MRI血管壁成像在斑块成分显示方面具有重要的临床价值；而中医药在延缓斑块形成以及控制血糖、调节血脂、预防炎症等诸多AAS危险因子方面具有广泛的临床应用，因此，将影像学应用于中医治疗AAS的疗效评估方面切实可行。一方面，可对不同辨证分型的AAS与斑块的类型、发生部位、狭窄程度及并发症进行相关性研究，特别是对高危并发症如斑块破裂、主动脉夹层、动脉瘤等进行研究，以实现高危患者的早期筛查；另一方面，通过应用高分辨率MRI血管壁成像在斑块特性检测方面的优势，可对中医药治疗AAS的疗效进行评估，从而指导临床用药。

第八节 周围血管疾病

概 述

周围血管疾病（Peripheral Vascular Diseases）是指发生在肢体血管的疾病总称，根据病变累及血管可分为动脉疾病和静脉疾病。周围血管疾病归属于中医"股肿""臁疮""脱疽""脉痹"等范畴。尽管各种周围血管疾病的病因和病变各有不同，却都会出现"血瘀"（瘀血、缺血、瘀斑、肿胀、粥样斑块、血栓形成、血管狭窄或闭塞，从而引起肢体血液循环障碍）之证，根据中医学"异病同治"的理论，中医外治疗法治疗周围血管疾病效果显著，本节主要对下肢动脉硬化闭塞症及静脉血栓进行阐述。

中医病因病机

下肢动脉硬化闭塞症早期归属于中医"脉痹"范畴，晚期归属于"脱疽"范畴。脉痹首见于《黄帝内经》，是因正气不足、风寒湿等外邪侵袭血脉，致血液凝涩，脉道闭阻而引起，主要表现为肢体疼痛、皮肤不仁、肤色变黯或苍白、脉搏微弱或无脉等。脱疽指发于四肢末端，严重时指（趾）节坏疽脱落的周围血管疾病，脱疽主要是由于脾气不健，肾阳不足，又加外受寒湿，寒湿之邪入侵而发病。

下肢深静脉血栓归属于中医"脉痹""瘀血""肿胀"等范畴。本病是由于创伤、手术、妊娠、恶性肿瘤及其他疾病长期卧床等致久坐久卧而伤气。"气为血帅"，气伤则血行不畅，气不畅则血行缓慢，以致瘀血阻于脉中；或因饮食不节，素食膏粱厚味，湿热内生，流注于血脉，湿热与瘀血互结，阻于脉络而致本病。总之，脉络血凝湿阻是本病的主要病机。

检查方法

周围血管疾病的主要影像检查方法包括超声、DSA、CT 及 MRI，其中 DSA 检查是金标准，具有极高的检出率。但 DSA 属于有创检查，并且因辐射大、并发症多、检查费用高等，限制了临床应用范围，不适合作为常规检查手段。CTA 对于下肢动脉硬化闭塞症的检查与诊断，亦具有较高的检出率。且 CTA 具有无创、操作简单、费用低、耗时短、风险小等优点，能够根据病变的实际情况进行多方位的旋转，充分暴露下肢动脉，以获取完整的下肢图像，为后续治疗提供依据。MRI 对钙化不敏感，且无需对比剂即可获得血管影像，因此可作为 CTA 的补充检查技术。

影像表现

1. 下肢动脉硬化闭塞症：吸烟、糖尿病、高脂血症、高血压、高同型半胱氨酸血症、高凝状态、血液黏着性增高及高龄等危险因素的长期作用，导致动脉内膜硬化致管壁增厚、管腔狭窄或闭塞，引起远端肢体血供不足。CTA 表现为下肢动脉管壁多发钙化斑块，管腔凹凸

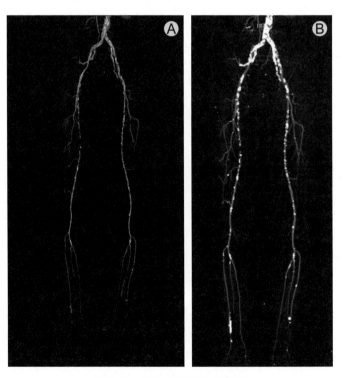

图 3-7　下肢动脉硬化闭塞症

双下肢动脉多发钙化斑块，管腔凹凸不平、粗细不均，呈锯齿样改变（A、B，彩图 3-7A）。

不平、粗细不均，呈锯齿样或串珠样；当动脉完全闭塞时表现为截断状、杯口状或鼠尾状，周围有较多侧支代偿形成。

2. 下肢静脉血栓：静脉血流迟缓、血液高凝状态和静脉内膜损伤等因素导致静脉血栓形成，引起静脉血回流障碍，或者血栓脱落入肺动脉等引发症状。静脉 CTA 表现为静脉内充盈缺损影，并可准确评估血栓部位、范围等。

影像与中医

中西医结合治疗周围血管病，不仅依据中医的辨证论治理论，而且利用现代化手段对疾病机理进行一定研究，对指导用药起了促进作用。CTA 作为无创的血管成像代表，可准确评估病变部位、范围、性质、程度、有无侧支循环等，在周围血管病变的中医研究中扮演着不可替代的作用。有研究人员应用 CTA 评估中医益气化瘀方治疗下肢动脉硬化闭塞症的疗效，发现益气化瘀方可有效缓解下肢硬化斑块所引起的狭窄程度。目前相关研究文献极少，主要还是中医师对影像检查技术作用的认识不足，而影像医师对中医证型、中医疗法等不熟悉所导致。除 CTA 外，MR 血管成像（MRA）无辐射，无需对比剂即可实现动脉成像，对钙化不敏感，可作为 CTA 检查的替代方案；而 CT 灌注成像、MR 灌注成像等技术，可实现软组织微循环灌注状态的评估。上述技术均可作为中医辨证分型、中医优势疗法的评价方法。

（曾国飞　赵一蓉　梁仁容　杨荟平）

参考文献

[1]曾国飞,杨华,梁旭倩,等.冠状动脉CT斑块稳定性分析与冠心病中医辨证分型的相关性研究[J].中国中医急症,2020,29(5):797-801.

[2]中华中医药学会心血管病分会.冠心病稳定型心绞痛中医诊疗专家共识[J].中医杂志,2018,59(5):447-450.

[3]王家鑫,杨凯,赵世华.2020 SCMR心血管磁共振临床指征专家共识解读[J].MRI,2021,12(5):85-89.

[4]李晓丹,陈炎,刘家祎,等.心脏MRI在高血压性心脏病的应用价值[J].心肺血管病杂志,2019,38(12):1309-1312.

[5]中华医学会心血管病学分会,中国医师协会心血管内科医师分会,中华心血管病杂志编辑委员会.心肌病MRI临床应用中国专家共识[J].中华心血管病杂志,2015,43(8):673-681.

[6]陈秋智,胡杉杉,陈松,等.慢性肺源性心脏病影像学研究进展[J].实用放射学杂志,2018,34(12):1970-1972,1980.

[7]杨亚勤,张彩凤,石金河.中西医结合治疗慢性肺源性心脏病的临床疗效观察[J].中国实验方剂学杂志,2012,18(4):249-251.

[8]杨映霞,陆敏杰.心脏磁共振在心力衰竭病因分析中的应用[J].中国临床新医学,2021,14(06):549-553.

[9]赵楠,李俊林.磁共振血管壁成像检测颈动脉斑块内出血的应用进展[J].内蒙古医学杂志,2021,53(09):1084-1086.

[10]黄冠华,吴小雨,籍庆余,等.多层螺旋CT血管成像技术在下肢动脉硬化闭塞症诊断中的应用研究[J].内蒙古医学杂志,2021,53(05):533-535.

[11]文峥,李晚君,吴伟清,等.CT血管造影(CTA)诊断下肢动脉硬化闭塞症的临床价值[J].影像研究与医学应用,2021,5(09):117-118.

[12]黄琛,钱海凌,李丽.中医药保护动脉粥样硬化血管内皮功能研究进展[J].中西医结合心脑血管病杂志,2013,11(1):69-71.

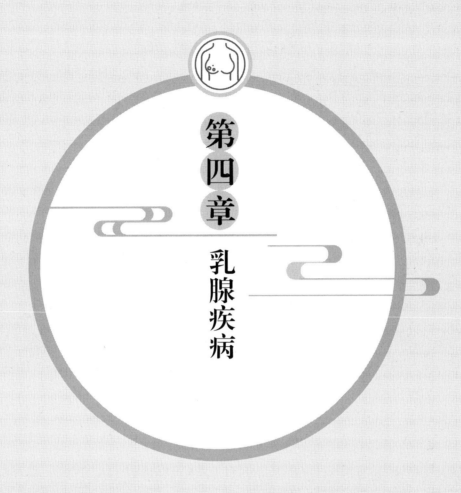

第四章

乳腺疾病

第一节 概述

乳腺疾病是发生在乳房的病变的统称，以女性为主。年龄增长，激素水平波动，或药物、病原体作用下等，均有可能使乳腺形成某种形式的病变。常见的乳腺疾病包括乳腺炎、乳腺囊肿、乳腺良性肿瘤以及乳腺癌等。其中乳腺癌是女性最常见的恶性肿瘤，其死亡率亦居于女性死亡原因的前位。据国际癌症研究机构（IARC）提供的最新数据显示，女性乳腺癌新发癌症病例人数已超过肺癌，成为第一癌症，是癌症导致死亡的第五大原因。由于人口基数大，中国女性乳腺癌的发病人数及死亡人数均居世界首位，分别占世界女性乳腺癌发病和死亡人数的 17.6% 和 15.6%。近年来，女性乳腺癌的发病率急剧上升，疾病负担也日益增加，已成为全球重点公共卫生问题。乳腺疾病，特别是乳腺癌的预防与治疗是当下临床医学研究的热点之一。

《妇科玉尺·妇女杂病》指出："妇人之疾，关系最巨者，则莫如乳。"关于乳房疾病的中医治疗，早在汉代就有记载。以后历代文献对多种乳房疾病的病因、症状、治法都有比较详细的描述，对现代诊治乳房疾病仍具有一定的指导意义。乳房疾病的发生主要是由于肝气郁结，或胃热壅滞，或痰瘀凝结，或肝肾不足，或乳汁蓄积，或外邪侵袭等，影响相关脏腑、经脉的生理功能而产生病变。《外证医案汇编》曰："乳症，皆云肝脾郁结，则为癖核；胃气壅滞，则为痈疽。"现代医学针对乳房疾病的主要治疗方法包括激素、抗生素治疗及手术切除等方式，各种方式均有一定的优缺点。而中医内治法及外治法对乳房多种疾病具有独特优势，其治疗手段多样，通过实行辨证施治，针对患者不同的情况，采取不同的治疗手段，在乳房疾病治疗中发挥了良好作用。

目前影像学检查是乳房疾病诊断、严重程度评估以及病情进展监测的主要手段，在乳房疾病诊断和治疗中具有不可或缺的重要地位。常用检查技术包括乳腺钼靶 X 线摄影、CT、

MRI 等。乳腺钼靶 X 线检查已成为目前诊断乳腺病变最基础的检查手段，其操作简单，价格便宜，对乳腺钙化检出率高，能够对乳腺癌做出早期诊断，是目前唯一被证明可以降低乳腺癌死亡率的筛查方法。但是乳腺钼靶 X 线检查尚存在一定局限性，如假阴性率达 10% ～ 15%。乳腺 CT 检查费用较昂贵，而且辐射剂量较大，对微小钙化远不如钼靶 X 线摄影，目前主要应用于配合乳腺病变立体定位穿刺活检、辅助疾病诊断及晚期病变侵犯范围的评估。乳腺 MRI 检查起步较晚，但发展十分迅速。乳腺 MRI 检查已经从单纯形态学、信号强度及内部结构等静态观察，发展到早期强化率和时间信号强度曲线等的动态增强观察；各种 MR 功能成像，使 MRI 对乳腺病变的诊断水平和价值有了显著的提高。乳腺 MR 功能成像，包括 DWI、灌注成像（PWI）、MR 波谱成像（MRS）等，反映了扩散、微灌注和代谢等信息，用以无创性地观察病变形态、发展过程以及治疗反应。目前乳腺 MR 相关研究主要集中于良、恶性病变的鉴别诊断以及新辅助化疗的疗效评价。DWI 在乳腺肿瘤的诊断、鉴别诊断、化疗疗效评价方面的研究是目前的研究热点，由于其成像简捷，所得的表观扩散系数可以量化并且结论可靠，已经成为鉴别诊断和评价新辅助疗效的一种有用方法。

从 1967 年首台乳腺钼靶 X 线摄影专用机问世以来，到乳腺 MRI 检查的广泛应用，乳腺疾病影像诊断快速发展，整体诊断水平有了很大提高。近年来快速发展的影像组学，能从常规医学影像中提取高通量特征量化信息，反映人体组织、基因及细胞水平变化，已被应用于多种实体肿瘤的研究领域，在肿瘤表型、分子分型、治疗方案选择及预后评估方面显示出显著优势。总的说来，在精准医疗与大数据时代，多种乳腺影像学检查的结合，以及量化的影像信息与临床、基因组数据的整合，已经成为临床实践和科学研究不可或缺的重要环节，为乳腺疾病的诊断、疗效评估、病情监测等提供有力保障。

第二节 浆细胞性乳腺炎

概　述

浆细胞性乳腺炎（Plasma Cell Mastitis，PCM）是一种慢性非细菌性乳腺炎症，又称为乳腺导管扩张症、导管周围乳腺炎或慢性乳腺炎，以乳腺导管扩张、浆细胞浸润为病变基础，PCM 的病因复杂且不明确，吸烟、母乳喂养、肥胖、高泌乳素血症、自身免疫性疾病等是其高危因素，临床常表现为乳头溢液和凹陷，发病初期表现为乳晕部肿块，化脓溃破后脓液中含有粉刺样物质，易反复发作，形成瘘管，经久难愈。目前西医治疗最有效的方法为口服糖皮质激素及手术治疗，但具有较高复发率和难治性；中医内治法及外治法对 PCM 有独特的优势，采用中西医结合治疗 PCM 临床疗效好、损伤范围小、痛苦少、乳房外形改变小且复发率低，能有效提高治愈率。

中医病因病机

PCM 归属于中医的"粉刺性乳痈"范畴，其在中医学古籍中并无确切论述，多被归为"乳痈""乳疽"等疾病。本病发生于乳房，与肝、肾、脾等脏相关，是因妇女素体虚弱，或因风寒湿侵袭，或因情志不遂，或因思虑过量，造成肝失疏泄，气机不行，气滞血瘀或肝脾不和，痰气凝结，营血不从，经络阻滞，聚结成块而成，进一步发展则毒郁生热、热盛肉腐破溃。目前本病常按肿块期、脓肿期以及溃后期进行分期论治。

检查方法

乳腺的常用影像检查方法包括钼靶 X 线摄影、超声、MRI。对于 PCM 的诊断，首选乳腺 MRI 动态增强检查，可提供乳腺病变精确的形态学和血流动力学信息，可以清楚地观察病灶瘘管的走行及脓肿的发生情况；DWI可以反映自由水的运动，并且可以通过ADC值的测定对肿块的良恶性进行评估判断，在与乳腺癌鉴别方面有着独特的优势。

《 **影像表现** 》

PCM的影像学分型包括炎症型、脓肿型及混合型。于乳腺MRI上表现为乳腺导管扩张、炎性渗出、脓肿、窦道形成等。

1. 导管扩张：导管扩张及浆细胞浸润是PCM的基础病理特征，常见于PCM全病程。导管扩张与导管的异常分泌及排泄障碍有关，于MRI上多表现为管道状，或树枝样T_1WI低信号、T_2WI高信号影，部分扩张导管T_1WI亦可呈高信号，这与导管中高蛋白物质的沉积有关。

2. 炎性渗出：导管内分泌物潴留对导管上皮产生化学刺激，引起导管壁炎症浸润及纤维

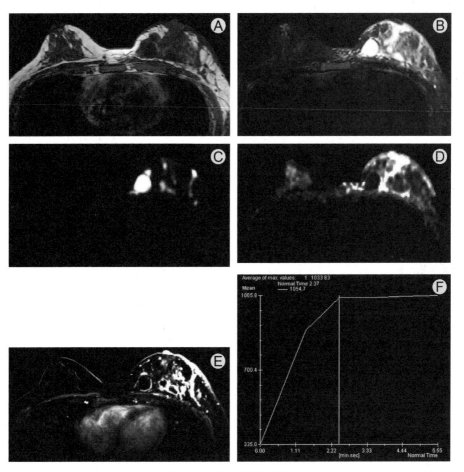

图4-1　浆细胞性乳腺炎

左乳肿胀，皮肤水肿增厚，左乳内散在斑片、结节状T_1WI低信号、T_2WI高信号、DWI高信号影，增强扫描不均匀明显强化，增强时间信号曲线呈平台型。

增生，刺激物穿破导管溢到管周和乳腺间质，引起大量浆细胞浸润，这也是浆细胞性乳腺炎得名的由来，常见于 PCM 的早期。乳腺炎性渗出于 MRI 上主要表现为边界不清的不规则斑片状 T_1WI 低信号、T_2WI 高信号影，周围乳腺脂肪间隙模糊，乳后间隙可见积液。T_1WI 增强扫描病变区呈斑片或树枝状强化，树枝状强化方式可能与炎症沿导管播散有关。

3. 脓肿形成：乳腺炎性渗出若无法得到有效控制则可进展为脓肿形成，是 PCM 进展的表现。脓肿分布可广泛亦可局限于某一象限；脓肿可单发，亦可多发。于 MRI 上表现为在不规则斑片状影的背景上合并结节、肿块形成，这与炎性渗出背景下伴脓肿形成的病理演变过程相吻合。增强扫描呈环形、斑片状强化或蜂窝状强化。其中环形和蜂窝状强化为典型表现，这与病变区脓肿形成有关。

4. 窦道形成：炎性渗出及脓肿形成可同时发生、反复发作，病灶迁延不断、经久不愈，皮肤广泛增厚、溃烂，伴发与皮肤相通的窦道形成。MRI 增强扫描可以清晰显示较大窦道的开口及走行，表现为与皮肤相通的"轨道状"强化灶。但是 MRI 对于细小窦道检出率不高，这与瘘管细小、内容物较少、在 MRI 上不易显示有关。

5. 其他征象：由于 PCM 多与乳头凹陷有关，部分患者可于 MRI 上观察到乳头凹陷影像，乳房可水肿增大，腋窝淋巴结可单侧或双侧增大，这可能与炎性物质经淋巴管引流引起淋巴结增生有关。

影像与中医

MRI 在 PCM 的诊断、分型以及疗效评估等方面具有重要的临床价值，能够更好地反映 PCM 的病理发展进程，指导临床进行治疗。研究发现：MRI 表现为斑片、结节灶或是单发脓肿（MRI 分型为炎症型、脓肿型）时，中医证型主要为肝经蕴热证，提示病变处于早期或急性期；MRI 分型为混合型和多发脓肿者，表现为脓肿合并窦道、瘘管形成，或是多发脓肿，病灶新旧不一，相互混杂，并见条索灶，呈慢性病变的表现；此时中医证型往往以余毒未清证为主，在临床上表现为病情反复迁延不愈，或患者体质虚弱以致原发灶不愈，脓肿数量、范围扩大，相互之间形成瘘管，瘘管位于皮下者可导致局部皮肤溃破，脓液淋漓不尽。PCM 的 MRI 分型与中医证型在反映本病的演变过程上趋于一致，同时可对病变数量、部位、范围及与邻近组织关系进行定位诊断，进一步为中医综合治疗提供准确有效的信息。

第三节 乳腺增生症

乳腺增生症（Mammary Hyperplasia）是以乳腺导管和小叶上皮细胞增生过度而退化失常，以及纤维结缔组织进行性生长为主要病理变化的一组良性乳腺疾病，本质系乳腺实质和间质不同程度地增生与复旧不全所致的乳腺结构在数量和形态上的异常，故而又称乳腺结构不良。乳腺增生的病因仍不十分清楚，多数学者认为乳腺是性腺依赖器官，随月经周期而变化，始终处于动态平衡之中，而雌激素与孕激素的比例失调为乳腺增生症的主要病因。临床主要表现为乳房胀痛和乳腺肿块，可伴或不伴有乳头溢液。中医学以辨证论治为基础，中医在治疗乳腺增生症方面有着深厚的理论基础和多样化的治疗手段，各种治疗方法可灵活组合，疗效可观。如果将中医和现代医学有机结合起来，配合心理疏导，在提高临床疗效的同时也能减少不良反应的发生。

中医病因病机

乳腺增生症属中医"乳癖"范畴。癖者，痞也，中医即指痞块；乳癖是指隐匿于乳房的包块，可随情志之喜怒而消长。本病主要与肝、胃、冲任等脏腑功能失调相关，气、血、痰、湿、食等病理因素参与其形成和发展。其发病多因思虑伤脾而气结，郁怒伤肝而气郁，以致肝郁气滞、肝脾不调，进而冲任失和、痰瘀凝结成核，发为乳癖。

检查方法

乳腺的常用影像检查方法包括钼靶 X 线摄影、超声、MRI。对腺体丰富且年龄<35 岁的受检者首选彩色超声检查。超声检查对致密腺体中的结节和囊、实性肿物的分辨率远优于钼

靶 X 线摄影。钼靶 X 线摄影是发现早期癌和微小癌的重要手段，对于微钙化的检查是其他影像学检查不能比拟的。近年来，乳腺 MRI 的价值越来越受到重视，被认为是对乳腺增生症进行定性并分型的重要辅助检查手段。

影像表现

乳腺增生的 MRI 影像主要表现为乳腺导管扩张、囊肿形成、结节肿块影、纤维条索影等。

1. 乳腺导管扩张：随着人体激素水平的变化，乳腺导管会发生生理性扩张，而部分导管扩张会因导管上皮细胞增生过度或者复原不全而导致导管分泌与排泄功能障碍，引起乳腺导管病理性扩张。于 MRI 表现为管道状或树枝样 T_1WI 低信号、T_2WI 高信号影。

2. 囊肿形成：导管及腺泡扩张，分泌物潴留，最终导致乳腺多发囊肿形成，于 MRI 上主要表现为 T_1WI 低信号、T_2WI 高信号影，增强扫描无明显强化，部分蛋白含量高的囊肿 T_1WI 及 T_2WI 均显示为高信号。

3. 纤维条索、结节、肿块影：乳腺实质和间质的不同程度增生与复旧不全，是乳腺纤维

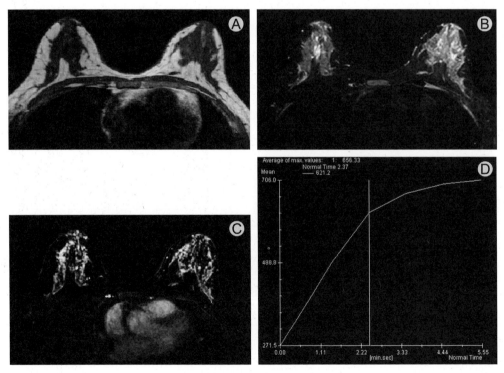

图 4-2　乳腺增生

双乳信号不均匀，散在斑片状 T_1WI 低信号、T_2WI 高信号，增强扫描呈散在小结节、条索样强化灶，增强时间信号曲线呈流入型。

条索以及结节、肿块形成的主要病理基础。导管、腺泡以及间质增生，于 MRI 上可表现为乳腺内散在分布的片状、片絮状或结节、肿块样异常信号，呈 T_1WI 低信号、T_2WI 高信号，增强扫描多表现为轻中度的渐进性强化，病灶随强化时间的延长强化程度和强化范围逐渐增高和扩大，强化程度通常与增生的严重程度成正比，增生程度越严重，强化越明显，严重时强化表现可类似于乳腺恶性病变，正确诊断需结合其形态学表现。

影像与中医

MRI 在乳腺增生症的诊断、中医分型及疗效评估等方面具有重要的临床价值及应用潜力。研究表明：MRI 的表现与乳腺增生症中医辨证分型具有一定的相关性，如 MRI 表现为腺性小叶增生者多为肝郁气滞型，囊性小叶增生者多为痰瘀互结型及冲任失调型，纤维小叶增生者多为阴虚火旺型。近年来，越来越多的医生也认识到乳腺增生症的辨证论治体系应由主观化、经验化走向标准化、客观化，增强中医证候的规范化是中医现代化发展的必然趋势。因此探讨乳腺增生症的中医分型与影像学表现的关系，发现相对客观的辨证依据，可为进一步的中医药治疗提供依据。

第四节 乳腺纤维腺瘤

概 述

乳腺纤维腺瘤（Fibroadenoma）是指由乳腺纤维组织和腺管两种成分增殖共同构成的良性肿瘤，占乳腺良性肿瘤第一位（约占 3/4），其发病率仅次于位居乳腺疾病首位的乳腺增生病。病理上，按照腺上皮和纤维组织的比例，可将本病称为纤维腺瘤、腺纤维瘤和腺瘤，以纤维腺瘤常见。本病可发生于青春期后任何年龄段的女性，发病高峰年龄为 15～25 岁。约 25% 的乳腺纤维腺瘤无症状，常为偶然发现的乳腺肿块，少数可有轻度阵发性或偶发性疼痛，或在月经期明显。乳腺纤维腺瘤病程较长，多数病变无变化或缓慢增大，少数也可自然消退或快速增大。乳腺纤维腺瘤一般通过手术切除进行治疗，但中医药在乳腺纤维腺瘤的治疗上可起到上工治未病之效，通过疏肝理气、化痰散结、活血化瘀起到防瘤、抑瘤的作用。

中医病因病机

中医无乳腺纤维腺瘤病名，依据症状、体征，乳腺纤维腺瘤归属于"乳核"范畴。清《外科正宗》曰："乳癖乃乳中结核，形如丸卵，或重坠作痛，或不痛，皮色不变，其核随喜怒消长，多由思虑伤脾，恼怒伤肝，郁结而成。"《外症医案汇编》谓："乳症，皆云肝脾郁结，则为癖核。"本病的病因病机为情志内伤，肝气郁结，或忧思伤脾，运化失职，痰湿内生，气滞痰凝；或冲任失调，气滞血瘀痰凝，积聚于乳房而成。

检查方法

乳腺的常用影像检查方法包括钼靶 X 线摄影、超声、MRI。乳腺超声检查是乳腺疾病筛查的首选检查方法。乳腺钼靶 X 线摄影是发现早期癌和微小癌的重要手段，对于微钙化的检查是其他影像学检查不能比拟的。乳腺 X 线断层摄影可以发现微小病灶，乳腺 X 线增强摄影对实性病灶的鉴别诊断有重要帮助，乳腺 MRI 可作为对乳腺纤维腺瘤进行定性并分型的辅助检查。

《 **影像表现** 》

乳腺纤维腺瘤的主要影像表现为软组织肿块，肿块的大小、形态、密度或信号能够在一定程度反映纤维腺瘤的临床变化和进展情况。

1. 软组织肿块：乳腺小叶内纤维组织和腺上皮增生而形成软组织肿块，增生的纤维组织围绕在腺管周围，可发生黏液样变性或伴胶原化和玻璃样变，于 MRI 上表现为 T_1WI 低或中等信号、T_2WI 呈较高信号。本病的中医辨证分型主要依据肿块的大小、质地进行分型，MRI

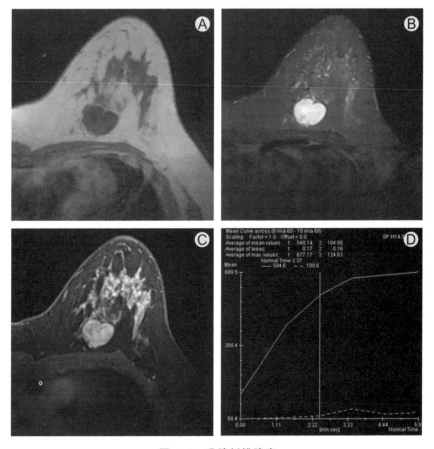

图 4-3 乳腺纤维腺瘤

左乳内上象限见一浅分叶状肿块，边界清晰，边缘光滑，呈 T_1WI 等低信号、T_2WI 高信号影，增强扫描不均匀明显强化，增强时间信号曲线呈流入型。

增强扫描可准确勾画肿瘤边界，实现肿块的精准检测。

2. 分叶状边缘：当纤维组织增生显著时，可压迫其中的腺管，并使其伸长、弯曲而呈狭长的分支状裂隙，呈交错排列，似乎将肿瘤分隔成许多个小叶。这些小叶"结节"因生长速度不一，而形成分叶状的外缘。

3. 钙化：瘤体发生血运障碍，组织坏死后可因钙盐沉积而出现钙化。于 MRI 上可以表现为粗大、不规则、边界锐利、致密的钙化，可累及部分或全部病灶；也可表现为蛋壳状或斑点状的瘤周钙化，钙化密度高且均匀，形态及体积多变。

4. 低信号纤维分隔：病灶内部纤维组织过度增生所致的纤维间隔，呈裂隙样改变，因缺乏血供及氢质子，T_1WI 及 T_2WI 均表现为低信号，增强扫描无强化。低信号分隔征是目前区分乳腺纤维腺瘤与边界清楚的乳腺癌的有效征象之一。

影像与中医

影像学检查方法在乳腺纤维腺瘤的定位、诊断及疗效评估等方面均有重要的临床价值。通过研究乳腺纤维腺瘤中医证型与临床及影像学表现发现，随着乳腺纤维腺瘤的进展，证型上表现出肝气郁结型向血瘀痰凝型的演化，出现肿块由小到大、肿瘤复发率由低到高的过程。影像学上肿块较大、肿瘤复发率高能反映乳腺纤维腺瘤中医证型的转变过程，可为延长中医药物干预性治疗的疗程提供依据。钼靶 X 线摄影及 MRI 纹理分析可用于鉴别乳腺纤维腺瘤与乳腺叶状肿瘤、乳腺癌，用于诊断传统影像学技术难以鉴别的病变，但关于钼靶 X 线摄影及 MRI 纹理分析与中医证型的关系，目前尚无相关报道，建议中医相关的科研人员可在今后进行相关方面的研究。

第五节　乳腺癌

概　述

乳腺癌（Breast Cancer）是女性最常见的恶性肿瘤之一，近年来已跃居女性恶性肿瘤的首位。乳腺癌来源于乳腺上皮细胞，好发于绝经期前后妇女，临床症状主要为乳房肿块，伴或不伴有疼痛，乳头溢液，乳头回缩，皮肤呈橘皮样变。辨证内治是中医药干预治疗的主要方法。近年来，乳腺癌作为中医药治疗的重点病种之一，在证候规律研究、辨证治疗等诸多方面取得了很大进展。

中医病因病机

乳腺癌属于中医"乳岩"范畴，中医认为情志内伤导致脏腑功能失常，主要为肝、脾、肾功能失调，引起气血运行紊乱，日久出现气滞、血瘀、痰凝相互搏结于乳络而致本病。此外，肝肾阴虚，阴虚则火旺，火旺则灼津为痰，痰瘀互结乳房而成岩。

检查方法

乳腺的常用影像检查方法包括钼靶 X 线摄影、超声、MRI。乳腺超声检查是乳腺疾病筛查的首选检查方法。乳腺钼靶 X 线摄影是发现早期癌和微小癌的重要手段，对于微钙化的检查是其他影像学检查不能比拟的，对于微小病灶的诊断可以结合乳腺 X 线断层和乳腺 X 线增强摄影。乳腺 MRI 可作为对乳腺癌进行定性并分型的辅助检查。

影像表现

乳腺癌好发于乳腺外上象限，按临床分期分为非浸润性癌（原位癌）与浸润性癌，原位

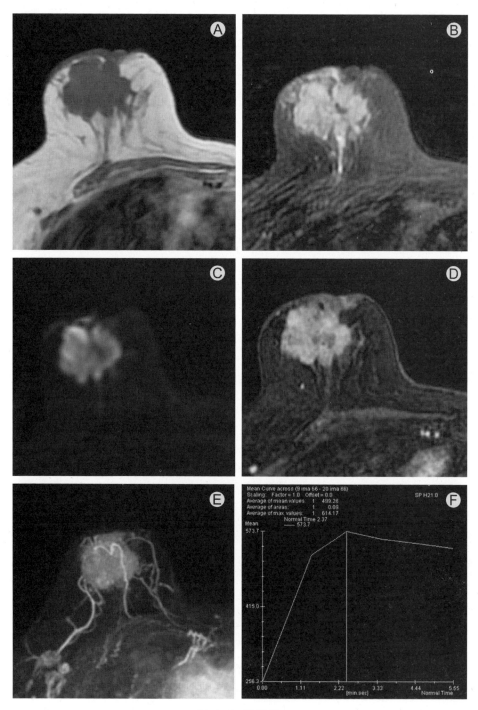

图 4-4　乳腺癌

右乳外上象限可见一分叶状肿块，边界不清，边缘多发毛刺，呈 T_1WI 等低信号、T_2WI 及 DWI 高信号影，增强扫描不均匀强化，周围见粗大引流血管影，右侧腋窝多发增大淋巴结，增强时间信号曲线呈流出型。

癌以肿块与微钙化灶为主要表现；典型浸润性癌肿块呈类圆形或不规则形，病变边缘不光滑，边界不清，有毛刺状改变，与周围结构分界不清，邻近皮肤增厚、凹陷，腋窝可见淋巴结肿大。

1. 软组织肿块：以分叶状肿块所占比例最高，主要源于肿瘤呈多中心生长，增长不平衡，融合形成不规则分叶状。于 MRI 上表现为 T_1WI 低信号、T_2WI 不均匀较高信号、DWI 高信号。

2. 毛刺征：肿瘤引起间质纤维组织增生，并呈放射状伸入附近的纤维脂肪组织，其间可有癌细胞浸润，于 MRI 上表现为肿块周边的细长、僵直毛刺，呈特征性"蟹足"状或"星芒"状外观。毛刺征是肿瘤恶性的常见影像征象，也是肿瘤影像体积远远小于临床触诊的原因。

3. 钙化：因癌灶局部缺血坏死或癌细胞钙质代谢异常，大量细小钙化形成，于乳腺钼靶上表现为大量微钙化。

4. 强化方式：原位癌因病灶较小，呈沿导管走行方向的不连续的点、线样或段性强化，而典型的浸润性癌呈明显不均匀强化。典型的乳腺癌动态增强时间—信号强度曲线（TIC 曲线）呈流出型。在证型发展中，血流逐渐增高。肝郁痰凝一般发生在疾病早期，患者尚存正气，对疾病还存在一定的抵抗能力，所以血流流速缓慢；随着病情进展，正气减弱，邪气盛行，加速病情发展，血流速度加快，血流灌注量增加，TIC 呈流出型。

5. 腋窝淋巴结增大：乳腺癌发展到后期，可引起腋窝淋巴结转移。影像学检查可直接显示肿大淋巴结的部位、数量、增大程度等。

影像与中医

乳腺癌的影像学表现可反映病变的生物学特性，而患者的临床证候是病变与机体相互作用的综合反映，二者有着共同的病理学基础，因此影像学表现也可在一定程度上反映不同中医证型的病理生理学基础。有学者通过对比不同中医分型乳腺癌患者的钼靶 X 线摄影及 MRI 表现，发现：肝郁痰凝证者乳腺肿块多呈分叶状，边缘光滑，部分有假包膜，较易切除，淋巴转移率低，预后较好；冲任失调证者肿块一般较肝郁痰凝证大，异常钙化、毛刺征出现率高；正虚毒炽证者多处于肿瘤晚期，机体免疫力低下，正气虚弱，即中医所谓的"正虚"，肿瘤扩大并出现广泛转移，即"毒炽"，表明影像学与中医证型的一致性；肝郁痰凝者日久必然加重局部的气滞血瘀等病理变化，而这些病理变化又可成为病因进一步引起肿瘤的进展、恶化；在肝郁痰凝向冲任失调的转变过程中，人体的正气不断耗损，逐渐向虚证方向转化，也加重了病情。动态对比增强 MRI（DCE-MRI）可反映乳腺癌的形态学及血流动力学情况，为中医诊断提供了定量依据。乳腺 MRI 灌注成像技术能为临床提供多个血流动力学参数，与乳腺癌中医证型有一定的相关性，这些规律有助于指导临床治疗。乳腺高级功能 MRI 技术还可以用于乳腺癌辅助化疗的疗效评估，也必将在中医治疗乳腺癌疗效评估方面发挥重要作用。

（张琴　胡艳　赵一蓉　方玉）

参考文献

［1］万芸,陈树良,田铁桥,等.乳腺癌功能磁共振表现与乳腺中医证型的关系[J].山西医药杂志(下半月版),2012,41(8):334-335.

［2］张雪,董晓平,管雅喆,等.女性乳腺癌流行病学趋势及危险因素研究进展[J].肿瘤防治研究,2021,48(1):87-92.

［3］崔文静,许静,罗松,等.MRI在浆细胞性乳腺炎诊断及分型中的价值[J].实用放射学杂志,2015(1):46-49.

［4］杨倩玫,孙景环,牟霜,等.肝经蕴热证型浆细胞性乳腺炎的影像学研究[J].现代中西医结合杂志,2019,28(6):666-669.

［5］李琼,赵秋枫,王嵩,等.浆细胞性乳腺炎的MRI分型与中医证型的相关性研究[J].中国中西医结合影像学杂志,2012,10(5):417-419.

［6］吴青萍.浆细胞性乳腺炎的中医药治疗进展[J].江西中医药,2019,50(1):77-80.

［7］陆孟莹,黄学菁,詹松华,等.浆细胞性乳腺炎的MRI征象分析[J].放射学实践,2010,25(6):638-641.

［8］王振强,王增贤,李雪云,等.乳腺增生症不同中医辨证分型的钼靶及MRI影像学观察[J].泰山医学院学报,2013,34(8):569-571.

［9］杨萍,张鹏天.乳腺增生症的中医辨证分型与影像学表现临床研究[J].现代医用影像学,2014,23(6):623-628.

［10］辛智芳.乳腺增生症的分类和诊治[J].中华乳腺病杂志,2008,2(6):689-694.

［11］张锦超,胡汉金.X线纹理分析鉴别诊断乳腺叶状肿瘤与纤维腺瘤[J].中国医学影像技术,2019,35(2):218-221.

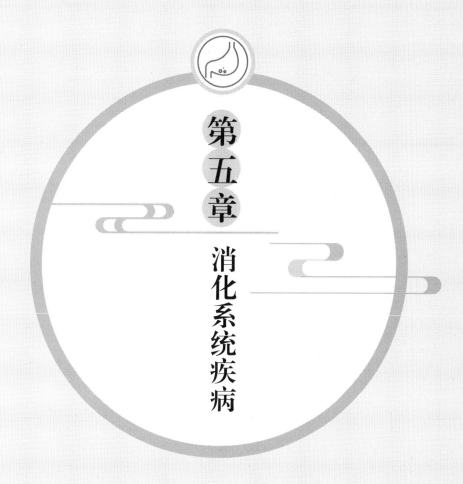

第五章

消化系统疾病

第一节 概述

消化系统疾病包括食管、胃、肠、肝、胆、胰以及腹膜等器官的器质性和功能性疾病。消化系统疾病病种繁多，病因复杂，诊治难度大。在我国，慢性乙型病毒性肝炎和肝炎后肝硬化是威胁人民健康的主要疾病，消化性溃疡、胃癌和肝癌的发病率及死亡率也在逐年升高。随着社会发展，炎症性肠病、功能性胃肠病也越来越受到重视。中医药在治疗脾胃病、慢性肝病及功能性胃肠疾病方面具有一定的优势。

"消化系统"是西医学名词，中医学一般把西医学所说的消化系统疾病称为"脾胃病"。中医非常重视脾胃，古代名医李东垣有"有胃气则生，无胃气则死"的说法，就是强调脾胃在人生命活动中的重要性。脾胃的重要性是与其功能密切相关的。脾主运化，又主统血，胃主受纳腐熟，两者相互协调，共同完成水谷的消化、吸收和输布，被称为"后天之本""气血生化之源"。如果脾胃的功能出了问题，人就会出现食欲下降、胃胀满甚至疼痛、恶心、反酸、烧心、打嗝、腹胀、大便不通或腹泻等症状，长期消化吸收功能障碍，还会出现营养不良和贫血的表现，其他脏腑的功能也会受到影响，很多其他系统疾病的治疗也常常从脾胃入手。

消化系统包含有多种器官及结构，既有空腔器官又有实质脏器。影像学检查方法繁多，包括 X 线、CT、MRI 等检查，传统 X 线是消化系统疾病的基本检查方法，对空腔脏器的器质性及功能性病变均有良好的显示效果，但不能显示实质脏器、腹膜腔及腹膜后间隙。疑有空腔脏器穿孔、胃肠道梗阻或腹部有不透 X 线的异物，应首选 DR 检查；疑有胃肠道炎症、溃疡等疾病，应首选胃肠道气钡双对比造影。CT、MRI 为断面成像，有较高的组织分辨率，对肝、胰、脾等实质性器官及腹腔和腹膜后病变的显示率明显提高，能很好地评价病变的大小、形态、密度、轮廓、范围及邻近结构侵犯；在空腔器官疾病检查中，是传统 X 线的重要补充，可为临床治疗方案的制订及病人的预后提供可靠依据。磁共振胰胆道水成像（MRCP）能清晰显示胆道梗阻的平面、梗阻端形态、管腔内病变，对胆道梗阻性疾病的定位、定性有较好效果，几乎能取代有创的逆行性胰胆管造影和经皮肝穿刺胆管造影。

近年来，随着影像学技术的不断发展，影像诊断从疾病的形态学诊断发展到疾病的功能诊断，从大体形态诊断发展到分子水平诊断，以及能进行定性和定量的诊断。能谱 CT 成像作为一种非常具有前景的成像技术，可用于肝细胞肝癌诊断、肝硬化严重程度分级、部分肝脏疾病诊断及对不同肝脏疾病的鉴别诊断。DCE-MRI 成像能评估病变的血管生成及通透性等参数，极大地提高了定性诊断的准确率。弥散峰度成像（DKI）技术能评价肝功能代偿及肝纤维化程度，并能鉴别肝内良恶性病变，对评估肝癌及经肝动脉化疗栓塞术（TACE）术后复发也具有较高的敏感性。

第二节 慢性病毒性肝炎

概 述

慢性病毒性肝炎（Chronic Viral Hepatitis）是由多种肝炎病毒引起的以肝细胞炎症和坏死性改变为特征的一组传染性疾病。临床最常见的慢性病毒性肺炎为慢性乙型肝炎和慢性丙型肝炎。慢性病毒性肝炎一般由急性肝炎发展、失治或迁延所致。临床症状有乏力、纳差、腹胀、尿黄、便溏等，伴有肝病面容、肝掌、蜘蛛痣、脾大，部分患者可有黄疸发热和肝大伴肝功能损害。有些患者会发展成肝硬化，少数可发展为肝癌。在我国，中医药在慢性病毒性肝炎的诊治中发挥着十分重要的作用。

中医病因病机

古书中无病毒性肝炎一说，根据其症状，将其归属于中医学"胁痛、黄疸、积聚"等范畴。中医认为本病病因为正气不足、外感湿热疫毒，正虚是发病的基础，湿热疫毒是发病的外因。其病理基础可概括为郁、湿、热、毒、痰、瘀、虚，急性期因失治、误治导致病情更为复杂，迁延不愈。本病病位在肝，涉及胆、脾、肾多脏，肝郁气滞，肝病传脾、肝肾阴亏、脾肾阳虚是必然演变过程。

检查方法

一般的肝炎通常不会引起影像学的改变，重型肝炎具有特定的 CT 及 MRI 表现，可辅助临床评估病情的严重程度，对于鉴别诊断亦有重要作用。磁共振弹性成像、钆塞酸二钠对比增强 MRI、DWI、磁共振脂铁定量成像（IDEAL IQ）等已经广泛应用于肝炎的研究。研究证实 MRI 的 ECV 对乙型肝炎肝纤维化分级具有较大价值，可为肝纤维化分级诊断、疗效评估提供有效手段，指导临床实践。MR 分子影像通过特异性靶向分子探针可视化评估肝纤维化进程。

◈ **影像表现** ◈

1.肝门静脉周围淋巴瘀滞：是一种较为常见的病毒性肝炎 CT 及 MRI 异常征象。因为肝小叶内和汇管区周围肝细胞肿胀、变性、坏死，胶原纤维沉积引起肝细胞不同程度纤维化，而血管周围的淋巴因水肿、回流受阻而致肝内淋巴瘀滞，在增强 CT 上表现为肝内门静脉左右支及肝内小分支周围的低密度环状影。MRI 平扫表现为肝门静脉周围半环形或环形 T_1WI

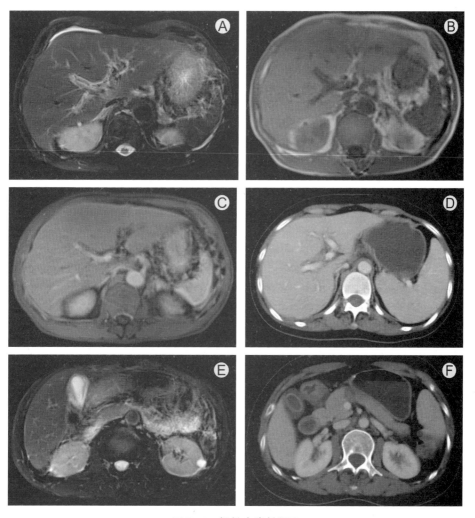

图 5-1　慢性病毒性肝炎

门静脉周围线状 T_1WI 低信号、T_2WI 高信号影，增强扫描无强化；胆囊壁增厚、胆囊窝水肿。

低信号、T_2WI 高信号影，宽窄和长度不一；T_2WI 抑脂相在血管流空信号衬托下显示更为清晰，增强扫描无强化。当扫描方向与血管走行垂直时，则表现为"晕环征"；当扫描方向与血管走行接近或一致时，则表现为"轨道征"。

2.胆囊壁增厚、胆囊窝水肿：因肝细胞充血、肿胀、变性坏死，肝内胆汁生成减少及一过性门脉高压致胆囊静脉压增高，囊壁浆膜下水肿、出血及炎细胞浸润，而胆汁引流尚通畅，胆囊腔内压力小于胆囊浆膜张力，增厚的胆囊壁以向囊腔内获取空间为主，胆囊增大不明显，囊腔缩小或消失，黏膜皱缩但连续。

3.腹腔积液：是肝功能损伤与低蛋白血症共同作用的结果，在 CT 上表现为腹腔内液性低密度影。

影像与中医

目前，病毒性肝炎的诊断主要依靠临床和实验室检查，影像检查较少用于该病诊断，主要原因是既往相关影像研究极少，对其影像表现认识不足。但研究表明综合各种影像表现能够在临床及实验室检查前做出准确诊断，并可辅助临床评估病情的严重程度，对于鉴别诊断亦有重要作用。有研究将慢性病毒性肝炎患者的胆囊改变与中医"肝胆相照"理论进行探讨，并运用于慢性肝病的治疗及预后，对临床实践有很好的指导意义。目前慢性病毒性肝炎中医辨证分型与影像间的关系尚缺乏相关研究。

第三节 非酒精性脂肪性肝病

概 述

非酒精性脂肪性肝病（Non-alcoholic Fatty Liver Disease，NAFLD）是指除外酒精和其他明确的损肝因素所致，病变主体在肝小叶，以弥漫性肝细胞大泡性脂肪变性和脂肪贮积为病理特征的临床病理综合征，包括非酒精性单纯性脂肪肝、非酒精性脂肪性肝炎和非酒精性脂肪性肝硬化三种主要类型。常见临床症状轻者主要为右上腹肝区隐痛或轻微不适、周身乏力等，严重者可有黄疸、食欲不振、恶心呕吐等症状，常起病缓慢且不易被察觉。由于代谢综合征患者的增加，NAFLD 的发病率日趋增加，其并发症已经严重威胁人类健康并呈现全球化趋势。研究表明：NAFLD 会导致很多并发症，除肝硬化、肝细胞癌外，还会增加心血管疾病发生的风险。本病在中医学中被称为"肝癖"。

中医病因病机

NAFLD 在中医学中，根据其临床表现，可归属于中医的"肝癖""积聚""痰浊""痞满""肥气""胁痛"等疾病的范畴。《难经·五十六难》在提到"五脏之积"时曰："肝脏之积，名曰肥气。"这是最早记载与 NAFLD 相关的论述。NAFLD 的发生多与饮食不节、情志抑郁、寒气侵袭、年老久病等因素相关，其病位在肝，但与脾、肾二脏密切相关，与痰、浊、瘀、湿等病理产物相关。《素问·上古天真论》中曰："肝气衰，筋不能动……"人年老久病，气血亏耗、肾阳亏损，血行迟滞，导致痰瘀湿浊内生，瘀阻肝脉，发于本病。此外，也有医家认为本病的病机主要为肝、脾、肾亏虚，致痰瘀互结于肝而发病，认为本病为本虚标实之证，标实为湿热痰瘀互结，而究其本源在于各种原因导致的肝、脾、肾三脏的脏腑亏虚。

检查方法

CT、MRI 是临床检查脂肪肝的主要影像学方法。CT 对于脂肪肝诊断的准确性较高，其中双能量 CT 可以定量分析肝实质内的脂肪、铁、碘等物质，有助于早期评估肝实质弥漫性疾病及其严重程度，为肝实质弥漫性疾病的早期诊断及发展的监测提供了一种新的影像学方法。多种磁共振技术已被用来评估肝脂肪含量，包括 MRS、MRI-质子密度脂肪分数（MRI-PDFF）、DWI、水脂分离（WFS）技术等。

影像表现

NAFLD 按肝组织病理学改变程度进行分类，大致可分为非酒精性单纯性脂肪肝、非酒精性脂肪性肝炎、非酒精性脂肪性肝硬化：

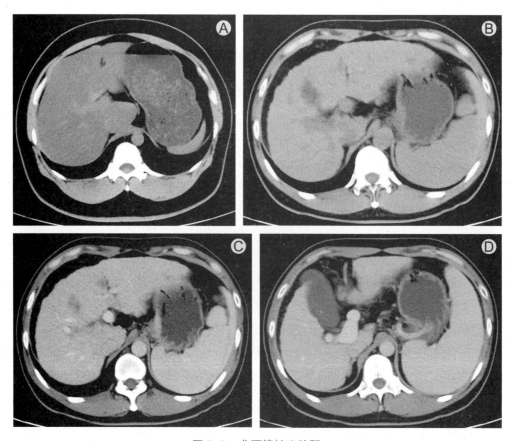

图 5-2　非酒精性脂肪肝

肝脏密度普遍降低，低于脾脏密度；发展为肝硬化时表现为肝包膜波浪状，肝叶比例失调，门静脉增宽，脾大。

1. 非酒精性单纯性脂肪肝：脂肪在肝脏内的异常大量沉积会导致肝脏局部或大部密度降低，CT 上表现为肝实质密度减低，低于脾脏。CT 在评估脂肪肝浸润范围及进展程度、疗效评估方面具有一定的指导作用，一方面可根据脂肪浸润程度和范围将疾病分为弥漫性和局灶性脂肪肝，另一方面可根据肝脏与脾脏的 CT 值和肝脏实质与肝脏内血管的密度差将疾病分为轻、中、重度。肝脏的 CT 值稍低于脾脏，CT 值约 35.5 ~ 45 HU，0.7<肝/脾 CT 比值≤1.0，肝实质与肝血管密度无差别者为轻度；CT 值约 25 ~ 35 HU，低于脾脏，0.5<肝/脾 CT 比值≤0.7，肝血管密度高于肝实质，肝血管反转显示者为中度；CT 值约 18 ~ 25 HU，肝/脾 CT 比值≤0.5，肝血管反转清晰显示，并且与肝实质对比明显者为重度。

2. 非酒精性脂肪性肝炎：是 NAFLD 的严重类型，5% 以上的肝细胞脂肪变合并小叶内炎症和肝细胞气球样变性。不合并肝纤维化或仅有轻度纤维化（F0-1）为早期非酒精性脂肪性肝炎；合并显著纤维化或间隔纤维化（F2-3）为纤维化性非酒精性脂肪性肝炎；合并肝硬化（F4）为非酒精性脂肪性肝硬化。脂肪性肝炎是单纯性脂肪肝发生进展性肝纤维化和肝硬化中间阶段，是导致 NAFLD 进展的限速步骤。目前无影像学检查能鉴别单纯性脂肪肝及脂肪性肝炎。

3. 非酒精性肝硬化：目前被定义为有肥胖症、代谢综合征（MetS）、2 型糖尿病（T2DM）和（或）NAFLD 病史的隐源性肝硬化。①肝脏体积改变：CT 表现为早期肝脏可能增大，代偿期及失代偿期肝脏左内叶和右叶容易出现萎缩，而左外叶和尾状叶则出现增生肥大，造成肝叶体积比例失常，通过 CT 测量肝尾状叶与肝右叶体积比值可以帮助诊断肝硬化；②肝脏形态轮廓改变：因结节再生和纤维化收缩，肝边缘显示凹凸不平，CT 表现为肝外缘结节状、锯齿状、波浪状；③门脉高压及并发症：CT 表现为门静脉主干及分支增粗，主干直径超过 1.4 cm，食管胃底静脉曲张 CT 表现为食管及胃壁增厚，增强静脉期可见迂曲扩张静脉血管，脾大在 CT 上表现为脾外缘超过 5 个肋单位，或脾下缘超过肝下缘的 CT 横断层面，腹水 CT 上表现为腹腔内液性密度影。

影像与中医

影像学检查在 NAFLD 的诊断、分度及疗效评估等方面均有重要的临床价值。研究发现：NAFLD 各中医证型与 CT 分度的关系，从肝郁脾虚、痰湿内阻、湿热内蕴、痰瘀互结到肝肾不足型，非酒精性脂肪肝严重程度逐渐加重，其中肝郁脾虚以轻度为主，痰湿内阻、湿热内蕴以中度为主，痰瘀互结、肝肾不足以重度为主；NAFLD 各中医证型的肝脾 CT 比值均有不同程度的降低，从肝郁脾虚、痰湿内阻、湿热内蕴、痰瘀互结到肝肾不足型，肝/脾 CT 比值逐渐降低。在磁共振技术中，脂肪抑制技术和 DWI 可用于定性评估肝脂肪，但目前还不能准确量化；MRS 是较精准的量化肝脂肪的技术，被认为是磁共振技术中的金标准，现在常作为肝脂肪定量的评价指标。无论作为现阶段科学研究的手段还是未来独立的临床检测项目，MRI 都有广阔的研究空间和良好的应用前景。

第四节 自身免疫性肝病

概　述

　　自身免疫性肝病（Autoimmune Liver Disease，AILD）是指机体产生的反应性细胞和抗体引起肝脏组织进行性不可逆损伤，主要是肝细胞发生炎症刺激和坏死时，肝内胶原纤维弥漫增生、沉积，形成肝纤维化，并逐渐发展为肝硬化的病理过程，包括自身免疫性肝炎（AIH）、原发性胆汁性胆管炎（PBC）和原发性硬化性胆管炎（PSC），以及任意两种组成的重叠综合征（Overlap Syndromes，OS），其中以 AIH-PBC 重叠综合征最为常见。AIH 好发于中年以下的女性，发病缓慢，早期症状可有发热，反复黄疸，但多无明显症状和体征，少数表现为重症肝炎和亚急性肝炎病。PBC 好发于 40 岁左右的女性，是一种慢性肝内胆汁淤积性疾病，主要表现为肝内小胆管进行性破坏伴门静脉炎症性改变。PBC 的临床表现为慢性阻塞性黄疸与肝、脾大，晚期可出现肝衰竭与门静脉高压等征象，在病理上表现为进行性、非化脓性、破坏性小胆管炎，最终发展为肝硬化。PSC 是指因胆管周围的非特异性炎性细胞浸润、纤维化及胆管壁肥厚，致肝内外胆管局限性或弥漫性狭窄的疾病，是一种原因不明、预后不良的慢性胆汁淤积性肝损害疾病；本病极易引起胆汁性肝硬化及肝功能不全，好发于 20 岁左右和 50～60 岁的患者，男性发病率高于女性，临床主要表现为乏力，皮肤瘙痒，黄疸，及肝病、脾病、炎性肠病表现，随着 PSC 的病变进展，最后发展成为胆汁性肝硬化。中医药治疗AILD 历史悠久，早在《黄帝内经》时期就有论述。CT、MRI 可为中医辨证提供理论依据。

中医病因病机

　　中医理论中无 AILD、AIH、PBC、PSC 等病名，基于 AILD 的临床特征，可将其归属于"虚劳""胁痛""黄疸""臌胀"等范畴。"气虚络闭，毒损肝络"是目前自身免疫性肝病的主要病机。此外，基于肝脏解剖的特殊性及其具有胆小管等管道系统的特点，为益气解毒通络法的提出奠定了理论基础。肝主疏泄，各种原因都会影响肝脏的功能，如果发生肝失疏泄，气血运行失常，胆汁无法正常排泄，会出现湿热邪毒，从而影响肝脏。该病的发生多为脏腑气血不足，肝藏血，如果气虚则无法推动血液运行，而发为络脉闭塞。

检查方法

AILD 的主要影像检查方法以 CT、MRI 为主。常规 CT、MRI 检查可以显示肝脏的形态学改变、胆道系统病变及肝外病变。MRCP 可显示胆管形态特征，已被广泛用于 PSC 的胆管轮廓评价。AILD 以肝脏不同程度的纤维化为主要特点，因此可以采用功能磁共振、MR 分子影像以及影像组学纹理分析对其病程的进展及肝纤维化程度进行进一步评价，以帮助临床诊疗实时评估。

影像表现

AILD 的常规影像学表现为肝、脾肿大；肝实质内斑片状 T_2WI 高信号是其 MRI 影像特征，这是由于肝脏炎症引起肝细胞变性、水肿及损害所致，DWI 信号也轻度增高或不增高；同时，可见肝内胆管扩张，伴胆囊周围液体积聚；而肝硬化再生结节、肝脏萎缩等晚期肝硬化征象少见；可伴腹腔淋巴结的增大。

1. AIH：早期肝细胞肿胀，CT 表现为肝脏外形增大，各叶比例协调；肝脏参与人体多种体液调节，肝细胞损害时出现水钠潴留，CT 及 MRI 可表现为腹腔积液及胆囊窝周围少量积液，胆囊壁增厚；肝脏萎缩，出现肝表面结节，随访中肝表面结节的大小、形态及信号影一般不会出现变化，并很少癌变；汇管区及其周围炎症可出现门脉周围水肿、炎症，引起肝内淋巴回流淤滞，导致门脉间隙增宽，在 CT 增强静脉期门脉周围形成"轨道征"，在 T_2WI 上显示为门脉周围线状高信号，形成"轨道征"。

2. PBC：弥漫性肝肿大是 PBC 肝脏形态改变的主要形式，与胆管增生和胆汁淤积有关。门静脉高压症是 PBC 患者的常见体征，包括脾肿大、门体静脉曲张及腹水，在 MRI 上可表现为脾肿大、门静脉内径增宽、门体侧支循环建立及腹水形成。门静脉周围水肿、炎性细胞浸润和淋巴管扩张，在 MRI 中表现为门静脉周围高信号。门静脉周围晕征是 PBC 的独特征象，是由于门静脉周围纤维组织沉积和肝细胞实质消退所致，通常在 T_2WI 上更为明显，成像特点为点状高信号周围有环状低信号，门静脉小分支呈点状高信号，无流空效应。随着 PBC 患者汇管区炎症进展，汇管区炎性破坏、消失，MRCP 上表现为肝内胆管数量减少，段及以上胆管内径缩小、形态不规则。

3. PSC：因胆管呈阶段性狭窄和不连续扩张外观，MRCP上表现为"串珠样"改变；小胆管狭窄闭塞，末端胆管不显影，形成"剪枝"征；因肝内胆管狭窄合并远端胆管扩张，在CT、MRI上表现为胆管壁增厚，某段扩张的肝外胆管不与其他扩张的胆管相连，形成"跳跃性扩张"。由于胆管和肝脏的炎症和纤维化使肝周围胆管引流受损，门静脉血流改变，在肝脏

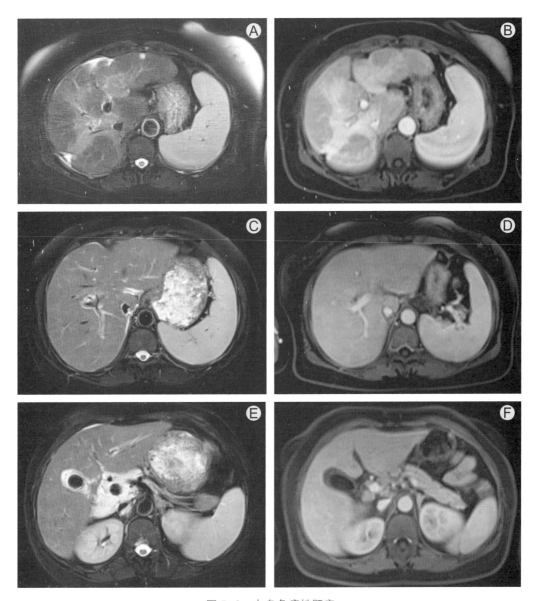

图 5-3 自身免疫性肝病

肝内多发斑片状 T_2WI 高信号影，增强扫描明显强化；门静脉周围见淋巴淤滞，呈线状或环状 T_2WI 高信号影，肝周及胆囊窝少量积液，胆囊壁增厚，肝门处淋巴结增多、增大。

中央保留更多，在周围减少，肝尾状叶代偿性肥大，右后叶和左叶萎缩，在 CT 和 MR 图像上肝脏呈现近球形结构。

影像与中医

中医理论指导下的中西医结合治疗，在提高治疗效果的同时，可以减少西药的副作用，提高西药的应答率，改善患者的生存质量以及延长生存时间。不同的分类治疗方法不同，对中医的辨证论治影响较大。自 AIH、PBC 及 PSC 在 CT 及 MRI 上有一些特征性的影像表现，可为中医辨证分型提供客观依据。

第五节　肝硬化

概　述

　　肝硬化（Cirrhosis）是临床常见的慢性进行性肝病，是由一种或多种病因长期或反复作用形成的弥漫性肝损害。在我国大多数肝硬化患者为肝炎后肝硬化，少部分为酒精性肝硬化和血吸虫性肝硬化。肝硬化的病理表现为广泛的肝细胞坏死、残存肝细胞结节性再生、结缔组织增生与纤维隔形成，肝小叶结构破坏和假小叶形成，肝脏逐渐变形、变硬而发展为肝硬化。肝硬化早期可无症状，晚期表现为多系统受累，是中老年人较为常见的慢性疾病。中医学在治疗肝硬化诱因及缓解并发症等多个方面作用显著。

中医病因病机

　　祖国医学认为肝硬化属于"胁痛""症积""积聚""臌胀"等范畴，受外部环境刺激、内部气滞及血瘀等影响，可造成肝脏、脾脏、肾脏损伤，肝硬化的根本病机在于气阴两虚、湿热内蕴。《张氏医通》中记载"痞胀"由"嗜酒"导致湿热、伤脾后引起；《诸病源候论·水肿病水蛊候》提出："水毒气结聚于内……皮肤黯黑，如似肿状，名水蛊也"，与现代西医中酒精性肝硬化等基本理论一致。肝硬化代偿期多属中医症积的范畴，失代偿期出现腹水则属"臌胀"范畴。中医诊断以望闻问切为依据，将肝硬化分为6种证型：肝气郁结型、湿热蕴结型、水湿内阻型、瘀血阻络型、脾肾阳虚型、肝肾阴虚型，其中肝气郁结型、湿热内蕴型被认为是肝硬化的早期阶段，其余四型则属于中晚期。

检查方法

　　CT、MRI不仅可以了解肝硬化不同证型对应的肝硬化程度，同时也为提高中医诊治肝硬化提供参考依据。CT 常作为一种快速简单有效的检查方法，可观察肝脏的大小和形态。增强 CT 可直接显示门静脉及分支侧支、脾脏、胃肠道的情况，并可对各种并发征象进行综合评估以帮助进行肝硬化程度分级。能谱 CT 碘测量肝硬化程度被认为是对疾病进展和治疗监测最有价值的手段，并有助于减少不必要的穿刺活检。CT 灌注成像在肝脏疾病中具有显著的诊断价值，能监测肝脏血流动力学变化，为定量评估肝脏疾病提供有利依据。MRI 中的 DWI、MRI 增强成像、磁共振弹性成像（MRE）等技术可用于定量评估肝纤维化和肝硬化。

影像表现

肝硬化除肝脏本身发生形态学改变外，还会并发门静脉高压、脾大、腹水等继发改变，医学影像常需对各种征象综合评估以明确病变进展程度。

1. 肝脏形态学改变：各种诱因导致肝细胞水肿、脂肪变性甚至坏死，继而出现纤维组织增生和肝细胞结节样增生，这三种改变反复交错进行，导致肝小叶结构及血液循环途径逐渐

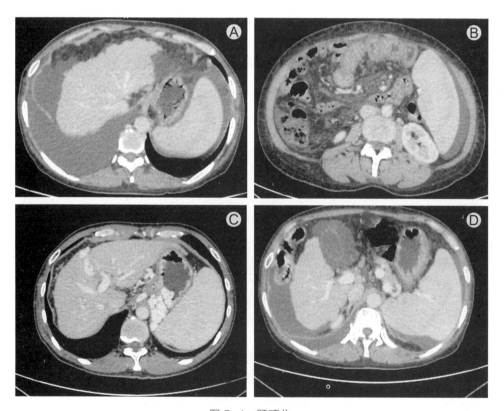

图 5-4　肝硬化

肝叶比例失调，肝脏轮廓凹凸不平，脾大，腹水，胆囊窝积液，门静脉高压伴侧支循环开放（食管下端及胃底静脉迂曲扩张），空肠壁淤血水肿。

改变。早期于影像上表现为肝脏体积增大、密度减低、肝脏轮廓饱满；中晚期出现肝右叶萎缩而肝左外叶和尾状叶肥大，造成肝叶体积比例失常，肝脏轮廓凹凸不平并肝内出现再生结节。

2. 门静脉高压相关并发症：肝硬化时肝内血管床大量减少、假小叶形成和纤维增生，引起窦性及窦后性门静脉高压，导致门静脉主干及分支管径增宽、侧支循环形成，胃肠淤血水肿，脾脏慢性淤血肿大。

3. 腹水：门静脉高压使内脏血管扩张导致有效循环血容量减少，激活了肾素血管紧张素系统及交感神经系统导致水钠潴留；同时，肝功能减退引起低蛋白血症也是腹水形成的重要原因，腹水是失代偿期肝硬化常见且严重的并发症之一。通过 CT 可评估腹水的量从而进行腹水严重程度分级，腹水严重程度分级是肝硬化常用的临床进展程度评估内容之一。

影像与中医

当前的影像研究主要从形态和血流灌注方面对肝硬化分型。目前，肝硬化中医相关的影像学研究主要集中在证型方面的研究：有学者通过肝脏 CT 形态特点进行肝硬化证型研究，发现均匀型、节段型肝硬化多数对应肝气郁结型和湿热蕴结型，结节型肝硬化则以瘀血阻络和水湿内阻型最多；有学者对门静脉和脾静脉内径进行相关研究，发现肝气郁结、湿热蕴结型者上述内径轻度增宽，其他四型中度或重度增宽，以瘀血阻络型最宽；也有学者对肝脏 CT 灌注成像开展相关研究，发现脾肾阳虚型、瘀血阻络型肝动脉灌注量明显比其他证型高，水湿内阻型门静脉灌注量明显比其他证型高。MRI 对肝纤维化和组织代谢改变有极高的敏感性和特异性，在肝硬化早期诊断、疗效评估、预后观测等多方面价值突出。因此，采用 MRI 行肝硬化中医证型研究及中医药疗效评估、作用机制研究等各方面具有重要的临床参考价值和广阔的应用前景。

第六节　原发性肝癌

原发性肝癌（Primary Liver Cancer）简称肝癌，指原发于肝细胞或肝内胆管上皮细胞的恶性肿瘤，主要包括肝细胞癌（HCC）、肝内胆管细胞癌（ICC）和HCC-ICC混合型3种不同病理学类型。本文以HCC为代表进行阐述，其发病与肝炎病毒、肝硬化及饮食中黄曲霉毒素等有关，好发年龄为30～60岁，男性多见；临床症状多出现在中晚期，表现为肝区疼痛，消瘦乏力，腹部包块，多数患者AFP阳性。随着肝癌早期诊断技术的发展，中医辨证治疗已逐渐与西医影像学检测相结合，并向患者展示了良好的诊断及治疗效果。

中医病因病机

HCC可归属为中医的"积聚""症瘕""黄疸""臌胀""胁痛""肝积"等范畴。结合中医理论肝为刚藏，主疏泄而恶抑郁，脾主运化，司统血，如果情志失调，肝郁不舒，木郁克土，则脾失健运，肝脾失调，故本病的病机为气血阻滞，壅塞不通，日久气滞血瘀，形成腹内结块。本病的病位在肝脾，晚期累及于肾，病理特点是正虚邪陷正气不足，正虚为本，邪实为标。此亦《外证医编》谓"正气虚则成岩"之理，也如《医宗必读》谓"积之成也，正气不足，而后邪气踞之"之理。

检查方法

原发性肝癌的主要影像学检查方法有CT、MRI。动态增强CT和多模态MRI扫描是血清AFP筛查异常者明确诊断的首选影像学方法。CTA可以显示肝血管系统的走行及肿瘤的供血情况，其中CT门静脉成像（CTPV）能清楚显示侧支循环的分布范围、初步评估门静脉高压程度及部位分类，可清晰显示门静脉血栓的位置。能谱 CT 能增强肿瘤—肝脏对比及对比度噪声比，可用于小于 1 cm 的缺血供性肝小细胞癌的检测。近年来迅速发展的 CT 肝脏灌注成像既能显示肝脏形态学改变，又能反映其微循环状态，具有重要的临床应用价值。利用磁共振磁敏感加权成像（SWI）技术可观察结节中内源性铁变化情况，DWI 有助于提高小肝癌的检出率。基于 MRI 影像组学的预测方法对不同病理分型的原发性肝癌均具有较高的准确性，其中对混合型肝癌的预测准确性最高。

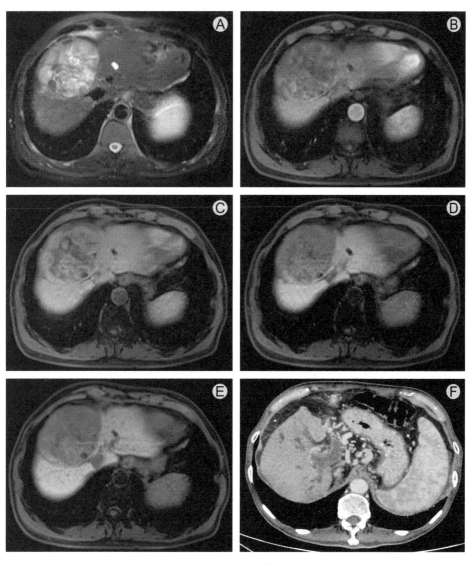

图 5-5　肝癌

MRI 肝特异性对比剂增强扫描：T_2WI 示肝右叶高信号为主肿块影，边界清，增强扫描示肿块呈"快进快出"强化，肝胆期造影剂廓清。CT 增强扫描示门静脉癌栓形成。

影像表现

HCC 的影像表现包括肿瘤的直接征象与肿瘤转移及邻近侵犯的间接征象，是一个连续的、多步骤进展的病理过程，其临床进展程度与肿瘤大小数量、周围侵犯程度及转移的部位等密切相关，增强 CT 或 MRI 可通过 TNM 分期实现 HCC 临床进展程度的准确评估。

1. 结节或肿块：肝细胞恶性增殖成簇，形成结节或肿块，按照病变大小及数量可分为小肝癌（直径<3 cm）、结节型肝癌（3 cm≤直径<5 cm）、巨块型肝癌（≥5 cm）及弥漫性肝癌。各种类型肝癌的影像表现有一定的相似性，包括低密度结节或肿块，增强扫描呈"快进快出"征象，MRI 肝胆特异性造影剂会表现出特异性肝胆期廓清征象。

2. 周围侵犯：肝癌可对肝内及肝脏周围结构直接侵犯，肝内结构如门静脉、肝静脉、下腔静脉、肝内胆管等，于影像上表现为形态不规则或充盈缺损影。肝癌位于肝表面或病变较大突破肝包膜，可累及横膈、胆囊、肾上腺、肝门结构等，于影像上表现为肿瘤与相应结构分界不全，可出现异常强化。

3. 转移：肝癌可发生肝内转移、肺内转移及肝门区、腹膜后淋巴结转移等，引起相应部位发生功能障碍，影像检查可回答是否转移、转移范围等临床决策的问题，对肝癌的治疗方案选择至关重要。

影像与中医

医学影像技术与肝癌的诊疗过程密不可分，在应用中已展示出良好的诊断效果。肝癌的大小与肝癌辨证分型紧密相关，肝肾阴虚型患者肿瘤最大，肝郁脾虚型患者的肿瘤小于湿热蕴结型和气滞血瘀型患者的，湿热蕴结型患者与气滞血瘀型患者之间无明显差别。不同证型的肝癌 CT 强化特点也不同，气滞血瘀型主要表现为轻、中度强化，湿热蕴结型表现为重度强化，肝郁脾虚型、肝肾阴虚型主要表现为重度强化。MRI 因极高的软组织分辨率，在肝癌的中医研究中价值更为突出，现有研究仍然以中医辨证分型为主，可进一步延伸至肝癌的中医药疗效评估、可能作用机制等研究中，为中医药防治肝癌提供理论依据和有效方法。

第七节 胆石症

　　胆石症（Cholelithiasis）是指发生在胆道系统的结石病的总称；若发生在胆囊内则为胆囊结石，发生在胆管内则为胆管结石。胆石症是临床常见病、多发病之一，在中年女性中发病率高达 20%～30%。影像学检查大多可以明确胆道系统是否存在结石。中医治疗胆石症有悠久的历史，已积累了丰富的经验。特别是近十多年来，随着中医学的发展，中医对胆石症的认识更加深入，治法不断扩充，疗效显著提高，为众多患者消除了病痛、免除了手术之苦，越来越受到人们的欢迎。

中医病因病机

　　胆囊结石属于中医"胆胀""胁痛"范畴。胆结石的形成或因肝郁气滞，或因湿热之邪蕴蒸肝胆，致胆囊和胆道运动能力减弱，胆汁排泄不畅，日渐瘀积浓缩；或因胆囊感染，促使胆囊黏膜和脱落上皮形成核心，胆汁环绕此核而沉积；或因胆固醇分泌过多，胆汁酸减少，且与饮食嗜好、生活节律等因素也有直接关系。

检查方法

　　胆囊结石常用的影像检查方法为传统 X 线、CT、MRI。腹部超声检查是胆囊结石的首选检查方法。X 线胆囊造影现已基本淘汰，腹部 DR 仅用作初筛。腹部 CT 检查能清晰显示胆囊和胆管，可以检查出结石阻塞的原因，MSCT 及后处理重建在肝内胆管结石中具有独到的诊断优势，可成为肝内胆管结石的首选检查方法。能谱 CT 成像可进行结石成分分析，对临床诊疗有帮助。MRI 有助于判断结石的成分，同时，MRCP 可观察胆囊管及肝外胆管的走向及变异，在胆总管结石的诊断上具有明显优势，可成为胆总管的首选检查方法。

◆〖**影像表现**〗◆

胆石症的临床进展与结石的大小、位置、胆道有无梗阻和并发症的轻重等因素有关，CT或MRI可直接获取相关信息。

1. 胆囊结石：任何影响胆固醇与胆汁酸和磷脂浓度比例，造成胆汁瘀滞的因素都能导致结石形成，CT或MRI可显示结石的位置、数量、大小、构成成分及是否伴有胆囊炎等信息，胆石症的CT表现与其化学成分密切相关，其CT值与胆固醇含量呈负相关，与胆红素和钙含量呈正相关。

2. 胆管结石：多数胆管结石来源于胆囊结石，胆囊内结石直径较小并有胆囊管扩张者，胆囊结石可进入胆总管、肝总管或左右肝管。CT或MRI可显示结石的位置、数量、大小及是否伴有胆道梗阻等信息。

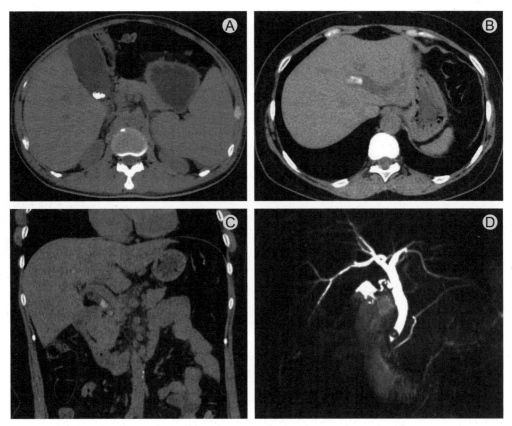

图 5-6 胆石症

胆囊结石（A）；右侧肝内胆管结石（B）；胆总管结石（C、D）。

3.胆道梗阻：梗阻是否完全与结石的大小和部位相关，亦与胆总管括约肌的功能状态及有无继发感染相关。MRI不仅可以显示梗阻，还能显示继发胆管炎等改变。

《 **影像与中医** 》

　　胆石症的中医临床证型分为肝郁气滞型、肝胆湿热型、肝郁脾虚型、热毒型。有研究显示，不同证型的影像表现不同：①肝郁气滞型：胆囊形态正常或略大，壁略毛糙也可稍增厚。②肝胆湿热型：胆囊轮廓明显增大，壁毛糙，增厚明显，伴结石或结石嵌顿，结石可较多、以大中结石为主，肝内胆管、胆总管、肝总管可模糊毛糙。③肝郁脾虚型：胆囊细长或缩小，甚则变型，囊壁增厚，厚薄不均，呈不规则形，与周围粘连；胆囊轮廓与肝脏分界不清或消失，紧裹结石，以中小结石为主。④热毒型：胆囊极度增大，壁增厚明显，结石往往以大结石为主，分布于胆囊颈、胆囊管，同时伴胆总管结石，胆总管壁毛糙增厚、模糊或扩张。

第八节　胆囊炎

概　述

胆囊炎（Cholecystitis）是常见的胆囊疾病。胆囊炎根据发病急缓分为急性胆囊炎与慢性胆囊炎。急性胆囊炎是由胆囊管阻塞和（或）细菌侵染引起的胆囊急性化脓性炎症，约90%以上的患者伴有胆囊结石。慢性胆囊炎是由于胆囊长期或间断性受到各种刺激，从而产生慢性炎症改变，也可以是急性胆囊炎反复发作的结果，常常与胆囊结石并存。采用中医辨证疗法可明显缓解腹痛症状。

中医病因病机

胆囊炎归属于中医学的"胁痛""胆胀""黄疸"等范畴。本病多由饮食失节，情志失调，或外感病邪，内传胆腑，以致胆失疏泄、肝气不舒，气滞血瘀，胆汁瘀滞而成。其病位在胆，与肝脾胃关系密切，肝胆气滞，阳郁不伸为本病的病机。中医认为急性胆囊炎多为实证，慢性胆囊炎多为虚实夹杂之证。

检查方法

CT作为急性胆囊炎的首选影像检查方法，能观察胆囊的形态大小以及胆囊壁厚度，同时能评估胆囊营养不良性钙化。MRI在评估胆囊壁纤维化、胆囊壁缺血、胆囊周围脂肪堆积等方面有优势，主要用于鉴别急性和慢性胆囊炎。

影像表现

胆囊炎按照发病的急缓分为急性胆囊炎与慢性胆囊炎，急性胆囊炎按病变的严重程度分为单纯性胆囊炎、化脓性胆囊炎及急性坏疽性胆囊炎，主要影像表现包括：

1. 胆囊壁增厚：胆道梗阻、细菌感染或化学刺激引起胆囊壁黏膜破坏，导致胆囊壁水肿、增厚，于影像上急性胆囊炎表现为胆囊壁增厚、密度减低，慢性胆囊炎表现为胆囊壁增厚、密度增高，可伴有胆囊壁钙化。

2. 胆囊积脓、积气：细菌感染导致胆囊炎症波及胆囊各层，严重时黏膜发生溃疡，胆囊腔内充满脓液。如脓液随胆汁流入胆总管，还可能引起 Oddi 括约肌痉挛，造成胆管炎、胆源

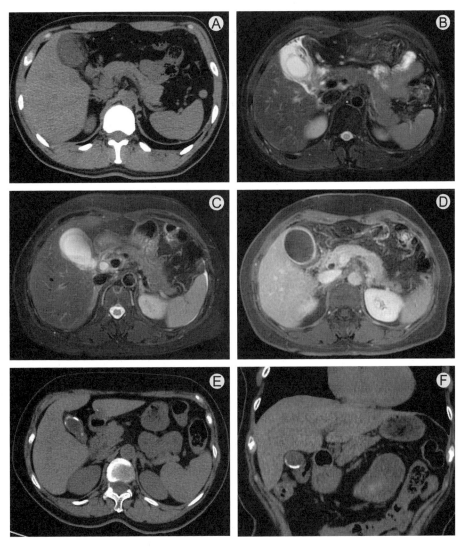

图 5-7 胆囊炎

胆囊壁增厚、水肿，明显强化（A、B、D），胆汁淤滞（C），胆囊窝积液（B）；慢性胆囊炎胆囊壁钙化（E、F）。

性胰腺炎等并发症。若伴产气菌感染，胆囊内可伴气体形成，于影像上表现为胆囊腔内密度增高，可伴有气液平面。

3. 胆囊穿孔：在胆囊炎的基础上，胆囊壁出现穿孔，穿孔后可形成弥漫性腹膜炎、膈下感染、肝脓肿等；胆囊内容物也可被大网膜及周围脏器包裹，形成胆囊周围脓肿，表现为局限性腹膜炎。于影像上表现为胆囊体积增大或轻度缩小，胆囊壁增厚，穿孔处有时可见胆囊壁缺损，胆囊周围脂肪密度增高，可见胆囊窝及肝周积液；并发肝脓肿时，可表现为肝脏内环形低强化影，并与胆囊分界不清。

4. 胆囊床渗出：于影像上表现为胆囊周围脂肪密度增高，胆囊与邻近肝实质分界不清。

影像与中医

胆囊炎的诊断并不困难，中医药在治疗慢性胆囊炎方面疗效明确，尤其是在利胆、退黄、缓解症状等方面。中医还可减轻西药治疗副作用，避免手术，提高患者生活质量。现代医家多在辨病与辨证相结合的基础上对本病进行施治，并且总结出了一些临床诊断与辨证分型标准。目前，临床主要采用超声来评价胆囊炎治疗效果；而 CT 和 MRI 不受皮下脂肪、胃肠道气体以及胸部肋骨的影响，其断面成像可显示胆囊的形态、胆囊结构、胆囊壁厚度以及外部淋巴结的变化等。

第九节 胰腺炎

概 述

　　胰腺炎（Pancreatitis）分急性胰腺炎和慢性胰腺炎，是由于胰酶消化胰腺本身组织而引起的化学性炎症。其病理改变轻者为水肿，重者可有出血或坏死。临床症状轻重不一，多数有上腹剧痛、腹胀、恶心、呕吐、发热等症。严重者可出现休克、腹膜炎等症状。中医将胰腺炎进程分为初期、进展期、恢复期，初期及进展期与急性胰腺炎一致，恢复期与慢性胰腺炎相关，故本节一并叙述。中医药在本病的治疗及临床预防等方面发挥着重要作用。

中医病因病机

　　中医学无胰腺之专名，现在人们多把急性胰腺炎归属为"腹痛""脾心痛""脾实"和"结胸"的范畴，把慢性胰腺炎归属为"胃脘痛""腹痛"及"胁痛"的范畴。本病病因可分为主要病因和次要病因，主要病因包括胆石、虫积、素体肥胖、饮食不节（主要包括暴饮暴食、饮酒、嗜食肥甘厚腻），次要病因主要有创伤、情志失调、素体亏虚（先天性胰腺疾患）及外感六淫之邪（如感染）等。本病的基本病机是"腑气不通"，各种致病因素均可引起气机不畅，则脾胃运化失司，痰湿内蕴，郁久化热，久则血瘀、浊毒渐生，有形邪实阻滞中焦，从而导致"腑气不通，不通则痛"；本病的病机演变多因湿、热、瘀、毒蕴结中焦而致脾胃升降传导失司，肝胆疏泄失常，脏腑气机阻滞为主，病机转变的关键则在于"瘀毒内蕴"。其中，急性期辨证为肝郁气滞证、肝胆湿热证、腑实热结证、瘀毒互结证、内闭外脱证；恢复期辨证为肝郁脾虚证、气阴两虚证。

检查方法

胰腺炎首选的影像学检查是 CT，CT 的空间分辨率较高，并且不会受到腹腔内或肠道内气体的影响，能够很好地显示胰腺的形态、胰腺周围的渗出情况、胰腺是否有坏死等，尤其动态 CT 增强扫描对诊断胰腺坏死非常重要。CT 灌注成像不仅能够反映急性胰腺炎的严重程度，而且在急性胰腺炎发病早期阶段就能预测胰腺实质坏死。相对于 CT，MRI 的软组织分辨力更好，胆胰管显示佳。DWI 及体素内不相干运动（IVIM）可反映水分子的自由扩散和毛细血管微循环灌注状况，可用于胰腺炎的诊断。DCE-MRI 可动态监测对比剂在病变组织中的分布及代谢情况，可得到反映组织微循环灌注状态的定量及半定量参数，从而为临床诊断及治疗提供更丰富、更精确的信息。

影像表现

胰腺炎按病情进展可分为急性胰腺炎及慢性胰腺炎，急性胰腺炎按病变的严重程度又可

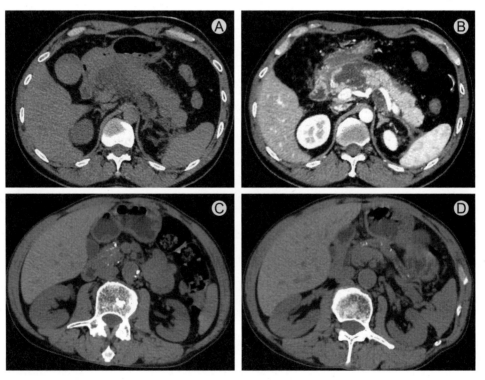

图 5-8　胰腺炎

胰腺体积肿大、密度减低，增强扫描强化减低，胰头颈区见未强化低密度区，周围脂肪间隙模糊不清，提示急性坏死性胰腺炎（A、B）。胰腺萎缩，胰头多发钙化灶，胰管扩张并多发钙化，提示慢性胰腺炎（C、D）。

分为间质水肿性胰腺炎和坏死性胰腺炎。

1. 急性间质水肿性胰腺炎：因胰酶消化胰腺及其周围组织所引起的急性炎症，可导致胰腺肿大变硬，间质充血水肿并有中性粒细胞及单核细胞浸润，于影像上表现为胰腺肿大、密度减低并均匀强化、胰周渗出。本型最常见，预后较好，经治疗后病变常于短期内消退而痊愈，少数病例可转变为急性坏死性胰腺炎。

2. 急性坏死性胰腺炎：胰腺急性炎症可导致胰腺坏死、出血，并伴有轻微炎症反应，于影像上表现为胰腺肿大、密度高低不均匀，并可见持续不强化液化坏死区、胰周渗出及系膜坏死。本型发病急剧，病情及预后均较间质水肿性胰腺炎严重。

3. 慢性胰腺炎：急性胰腺炎反复发作可造成胰腺慢性进行性破坏，胰腺间质纤维组织增生，致胰腺呈结节状改变，质地较硬，常伴胰管扩张；坏死性胰腺因实质坏死、液化，被纤维组织包围形成假性囊肿。于影像上表现为胰腺密度增高、胰管扩张，可见假性囊肿、钙化形成。

医学影像可通过胰腺是否发生出血坏死、坏死范围、局部并发症等资料，对胰腺炎进行影像评分，以明确胰腺炎的临床进程情况，指导临床治疗。其中局部并发症主要包括急性胰周液体积聚、胰腺假性囊肿、急性坏死性积聚、包裹性坏死，胰腺外器官改变包括结肠坏死、门静脉血栓、腹膜后出血、胃排空障碍等。

影像与中医

影像学检查在胰腺炎的诊断、分类以及疗效评估中具有重要价值。有学者对胰腺炎 CT 灌注血流参数与中医证型相关性进行研究，发现不同中医证型的胰腺炎，其 CT 灌注血流参数不尽相同，血流参数的变化是判断胰腺炎中医证型的一个参考指标，同时也可作为判断病情轻重程度的客观指标之一。除此之外，有学者研究分析了重症急性胰腺炎的辨证与治疗前后的 CT 影像规律，发现肝胆湿热型炎性渗出累及间隙数量及肠管受累情况明显多于脾胃实热型；同时中西医结合治疗组在膈下腹膜外间隙积液的吸收、肝周积液的吸收、肠系膜受累改善情况等方面明显优于纯西医治疗组。因此，将影像诊断技术用于急性胰腺炎的中医辨证分型有助于提高诊断水平，对于指导中医药治疗急性胰腺炎有重要意义。

第十节 食管癌

概 述

食管癌（Esophageal Cancer）是一种发生于食管上皮组织的恶性肿瘤，进行性吞咽困难是食管癌的典型症状。根据食管癌病程进展可分为早期及中晚期。早期食管癌包括原位癌和早期浸润癌，肿瘤仅侵及黏膜和黏膜下层，未达肌层。肿瘤侵犯食管肌层，或有远处转移者为中晚期食管癌。中医疗法立足于全局，不仅致力于改善食管癌患者的局部症状，还能兼顾患者的全身症状改善。近年来，中医药在中药专方治疗、中西医结合治疗本病及中药预防阻断食管癌癌前病变等方面均取得了较好的疗效。

中医病因病机

食管癌中医称之为"噎膈"，中医古代文献中早有记载，最早可见于《内经》："饮食不下，膈咽不通，食则呕。"噎膈的病因病机为七情所伤，痰气交阻，痰瘀互结；或酒食所伤，湿浊内生，津伤血燥；或年老体衰，脏腑虚衰，血竭津枯，致食道窄隘、涩滞、噎塞不通，噎膈乃成。其病位在食道，属胃气所主，又与肝、脾、肾密切相关。食管癌以实证为主，正气虚弱也是其发病的关键因素。

检查方法

X线食管钡餐造影检查，可作为食管癌早期的筛查手段，可以观察病变发生的大概位置。胸部 CT 和 MRI 均适用于食管癌后期检查，可以显示病变的位置、大小，食管与邻近纵隔器官的关系，为手术治疗方案提供影像依据。但由于胸部肺组织气体干扰较大，MRI 对纵隔的显像较 CT 差，但 MRI 全身 DWI 技术在肿瘤的筛查上具有十分重要的临床意义。超声内镜对食道癌的 T 分期有独特的优势。对有远处转移者，可选择 PET。

1. 早期癌：此期患者临床上尚无明显症状。病变局限，多为原位癌或黏膜内癌，未侵犯肌层，无淋巴结转移。双对比造影检查食管基本正常或呈管壁轻度局限性僵硬。

2. 中晚期癌：此期患者多可见较典型的临床症状，如吞咽困难等。按肉眼观可分为 4 型：

（1）髓质型：肿瘤在食管壁内浸润性生长，使食管壁均匀增厚，管腔变窄。食管双对比造影可表现为食管管壁僵硬、管腔变窄，CT 上表现为管壁均匀增厚并均匀强化。

（2）蕈伞型：肿瘤为卵圆形扁平肿块，如蘑菇状突入食管腔内。食管双对比造影的典型表现为食管壁一侧向管腔内生长与长轴一致的蕈状扁平样充盈缺损，呈弧形，病变对侧食管壁多规则、柔软，梗阻不明显。

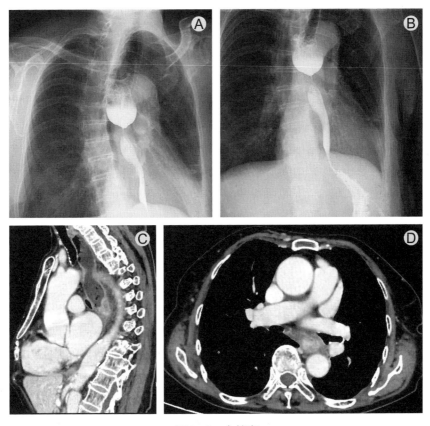

图 5-9 食管癌

食管中段管腔狭窄（A、B），可见软组织肿块影，增强扫描明显强化，周围脂肪间隙模糊不清，其上段管腔扩张（C、D）。

（3）溃疡型：肿瘤表面形成溃疡，溃疡外形不整，边缘隆起，底部凹凸不平，深达肌层。食管双对比造影典型表现为腔内或腔外的龛影，边缘不规则，移行带可较清楚，溃疡底部凹凸不平，黏膜中断，管腔狭窄可不明显。

（4）缩窄型：癌组织在食管壁内浸润生长，累及食管全周，形成明显的环形狭窄，近端食管腔明显扩张。食管双对比造影表现为病变处管腔呈环状或漏斗状狭窄，管壁僵直，扩张差，钡剂通过严重受阻，近端食管可有大量造影剂滞留。

CT 主要用于显示肿瘤的食管腔外部分与周围组织关系、邻近器官的关系，了解有无浸润、包绕，以及有无淋巴结转移，从而有利于食管癌分期。MRI 具有更高的软组织分辨率，可观察食管壁分层结构及肿瘤的组织学特点，为食管癌术前分期提供解剖依据。

影像上依据肿瘤侵犯的深度及累及的范围，可将本病分为 Ⅰ 期、Ⅱ 期、Ⅲ 期、Ⅳ 期。Ⅰ期癌侵犯黏膜固有层，Ⅱ 期癌侵犯固有肌层，Ⅲ 期癌侵犯外膜，Ⅳ 期侵犯周围组织。

影像与中医

食管癌中医临床证型分为：痰气交阻型、津亏热结型、瘀血内结型、气虚阳微型。有研究显示，食管癌痰气交阻型患者的食管壁增厚程度明显小于其他各型患者，且根据食管癌的 CT 影像分期，痰气交阻型多见于 Ⅰ、Ⅱ 期，Ⅲ 期则以瘀血内结型为主，气虚阳微型则多见于 Ⅳ 期，这基本体现了食管癌的病情发展有一个由痰气交阻、津亏热结向瘀血内结、气虚阳微不断进展的过程。中医药在食管癌治疗中占有重要地位，可贯穿食管癌治疗的全过程，不仅在放、化疗过程中发挥减毒增效的作用，而且对于晚期患者起到了很好的姑息治疗效果。MRI 功能成像可实现食管癌的定量评估，可对食管癌中医疗效进行定量评价。

第十一节 慢性胃炎

概述

慢性胃炎（Chronic Gastritis）是指不同病因引起的胃黏膜的慢性炎症或萎缩性病变，分为慢性萎缩性胃炎（CAG）和慢性非萎缩性胃炎（CNAG）。慢性胃炎的病程迁延，大多无明显症状。部分患者可有消化不良的表现，包括上腹饱胀不适、无规律性腹痛、嗳气、反酸、恶心、呕吐等，症状无特异性。中医主要应用针灸、按摩、拔罐、药熨、药物敷贴、耳穴、饮食药膳、药茶、运动锻炼、情志调节、起居调摄等中医治疗和调养方法，对慢性胃炎的治疗及预后有很好的价值。

中医病因病机

慢性胃炎属中医学的"胃脘痛""痞满"等范畴，病位在胃，与肝、脾两脏密切相关。胃在生理上以和降为顺，在病理上因滞而病，本病主要与脾胃虚弱、情志失调、饮食不节、药物、外邪（幽门螺杆菌感染）等多种因素有关，上述因素损伤脾胃，致运化失司，升降失常，而发生气滞、湿阻、寒凝、火郁、血瘀等，表现为胃痛、胀满等症状。慢性胃炎的病机可分为本虚和标实两个方面，本虚主要表现为脾气（阳）虚和胃阴虚，标实主要表现为气滞、湿热和血瘀，脾虚、气滞是疾病的基本病机。血瘀是久病的重要病机，在胃黏膜萎缩发生发展乃至恶变的过程中起着重要作用。总体而言，本病在临床上常表现为本虚标实、虚实夹杂之证，早期以实证为主，病久则变为虚证或虚实夹杂；早期多在气分，病久则兼涉血分。中医证型分为：肝郁气滞证、肝胃郁热证、脾胃湿热证、胃络瘀阻证、脾胃虚寒证及胃阴不足证。

X线消化道钡餐造影通过钡剂的显影观察胃轮廓及胃黏膜皱襞的改变，可作为胃炎的首选影像检查。CT检查通过后处理三维重建可观察胃腔形态、胃壁厚度及黏膜情况。MRI易受胃腔气体干扰，较少用于胃炎的辅助检查。CT检查前口服适量温水以充盈胃部，更利于病变检出。

影像表现

慢性胃炎影像学表型分两种亚型：慢性萎缩性胃炎和慢性非萎缩性胃炎。

一般来讲，胃壁发生炎性改变时CT常表现为胃壁均匀增厚，密度正常或减低，增强扫描病变区域胃黏膜层及肌层表现为明显连续性线样强化，黏膜下层强化程度较弱，呈"三明治"样改变，也可表现为均匀一致性强化。

1.慢性非萎缩性胃炎：各种诱因导致胃部黏膜充血、水肿，可伴发少许糜烂及出血，常见于胃窦、胃体。轻度慢性非萎缩性胃炎在胃镜和X线钡餐造影检查上表现正常；中、重度慢性非萎缩性胃炎X线钡餐造影检查可表现为胃小区扩大、胃小沟密度增高、小龛影形成，CT可见胃壁增厚、分层样强化。

2.慢性萎缩性胃炎：炎症深入黏膜固有膜时影响胃腺体，使之萎缩，胃黏膜层变薄，黏膜皱襞平坦或消失，以胃窦部改变最明显。X线钡餐造影检查常表现为胃小区扩大或缩小、胃小沟增宽、胃窦狭窄；病变的范围与病变进展程度相关，如炎症蔓延广泛，破坏大量腺体，

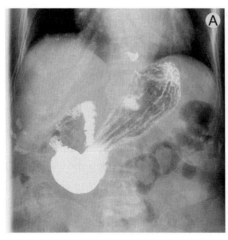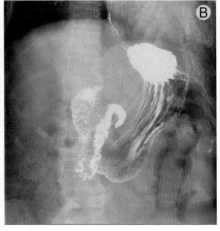

图 5-10　慢性胃炎
胃体部及窦部黏膜增粗、迂曲。

使整个胃体黏膜萎缩变薄，称胃萎缩。

影像与中医

虽然慢性胃炎诊断的金标准是内镜及病理检查，但是影像学检查作为一种非侵入手段，在慢性胃炎的诊断、中医证型分类等方面有着重要的临床价值。有研究表明，在低张气钡双重造影检查中根据胃小区的大小、胃小沟的宽度可将慢性萎缩性胃炎分为轻度、中度、重度萎缩性胃炎，而中医胃脘痛中的虚寒证、郁热证、瘀血证是萎缩性胃炎的不同变化阶段，两者有着不可分割的内在连续性，X线钡餐造影检查为萎缩性胃炎的临床中医辨证分型提供了可靠的理论依据。

第十二节　溃疡性结肠炎

概　述

溃疡性结肠炎（Ulcerative Colitis）是慢性非特异性溃疡性结肠炎的简称，为一种原因未明的直肠和结肠的慢性炎性疾病，主要临床表现为腹泻、黏液脓血便、腹痛和里急后重。本病病情轻重不等，多反复发作或长期迁延呈慢性经过，属慢性肠道病中较为多见的类型。中医药治疗本病已显示出其优越性和广阔的前景。

中医病因病机

溃疡性结肠炎在中医归属于"泄泻""肠风""便血""腹痛""久痢"等范畴，病位在大肠，与脾、肝、肾、肺诸脏的功能失调有关。素体脾气虚弱是发病基础，感受外邪、饮食不节（洁）、情志失调等是主要的发病诱因。病理性质为本虚标实。病理因素主要有：湿邪（热）、瘀热、热毒、痰浊、气滞、血瘀等。病理特征表现：活动期多属实证，主要病机为湿热蕴肠，气血不调；而重度以热毒、瘀热为主，反复难愈者应考虑痰浊血瘀的因素；缓解期多属虚实夹杂，主要病机为脾虚湿恋，运化失健。辨证分型为大肠湿热证、热毒炽盛证、脾虚湿蕴证、寒热错杂证、肝郁脾虚证、脾肾阳虚证、阴血亏虚证。

检查方法

X线钡灌肠造影检查可观察整个结肠形态及黏膜的改变，可作为溃疡性结肠炎的一个初筛手段。常规腹部CT（增强）能够准确显示出主要病变部位，了解肠壁厚度和溃疡形态及分布，以及是否存在肉芽肿以及炎症性息肉等相关病变，但空间分辨率低，对受累肠段定位稍有局限。CT小肠造影具有较高的时间和空间分辨率，在显示肠壁、肠腔内病变方面更具有优势。MRI 技术如 DWI、动态增强 MRI 可提供重要的定量参数，DWI 可提高诊断肠外并发症的准确性，磁化转移成像技术可鉴别纤维化与炎症。MR 小肠造影可辅助诊断炎性肠病。MR 结肠成像诊断溃疡性结肠炎的活动性及严重程度的准确率较高。

影像表现

影像学检查在溃疡性结肠炎及其并发症的诊断方面具有重要价值，常见的影像学表现包括小溃疡和小息肉形成、肠壁肿胀等直接征象及穿孔破溃等并发征象。

1. 小溃疡和小息肉形成：在黏膜面上有多数不规则的浅而小的溃疡形成，残留黏膜形成

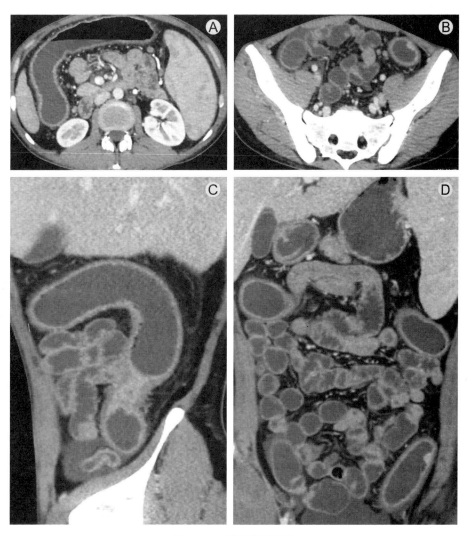

图 5-11 溃疡性结肠炎
结肠肠壁肿胀、增厚，呈均匀中度强化，降结肠可见小息肉形成。

炎性息肉，炎性息肉多呈圆形或棒形，于结肠气钡双对比造影充盈相上表现为结肠外壁边缘锯齿状改变，排空相上表现为黏膜上许多小刺征，双对比像多发溃疡表现为小钡斑改变。

2. 肠壁肿胀：肠壁可因水肿、脂肪沉着、肌层增生等原因增厚，于影像上表现为肠壁增厚、分层样强化。肠壁肿胀的范围、增厚程度及强化程度，与病变的严重程度及分期相关。

3. 穿孔：当表现为急性暴发型和中毒性巨结肠时，肠管由于扩张而使肠壁变薄，造成肠壁穿孔，表现为肠壁周围游离气体影。穿孔是溃疡性结肠炎常见的并发症。

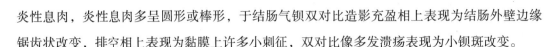

近年来，中医药通过辨病、辨证、辨体在溃疡性结肠炎的个体化治疗上取得了确切的疗效，辨证分型是基础。虽然中医药治疗溃疡性结肠炎具有独特的优势，但存在一定的局限性。影像学检查作为中医望诊的延伸，为中医药临床辨证论治提供了客观参考。影像学检查能清晰显示病变范围、严重程度及肠黏膜的情况，有研究表明直肠的病变以脾虚湿蕴证和大肠湿热证为主，左半结肠以肝郁脾虚证、脾肾阳虚证和脾虚湿蕴证为主，全结肠以脾肾阳虚证为主；大肠湿热证以肠黏膜水肿充血、小溃疡为主，脾虚湿蕴证以黏膜水肿为主，肝郁脾虚证、热毒炽盛证以肠黏膜自发性出血为主等。中医证型与影像相结合，使中医辨证方法得到现代医学技术的支持，有利于提高辨证的客观化，为实现辨病与辨证相结合防治溃疡性结肠炎提供了临床依据。

第十三节 特发性肠系膜静脉硬化性肠炎

概　述

特发性肠系膜静脉硬化性肠炎（Idiopathic Mesenteric Phlebosclerosis，IMP）是以肠系膜上静脉的分支及结肠壁静脉管壁广泛钙化并肠壁增厚为特征的一种罕见的缺血性结肠炎，最常受累的部位是回肠末端到乙状结肠。临床以腹痛、腹泻为主，可伴有恶心、呕吐或者解黑便等症状。本病多发生于中老年人，女性多于男性，且有一定的地域性，亚洲国家多于欧美国家。目前认为含栀子苷成分的中草药是其发病的危险因素。

中医病因病机

中医古籍中并无IMP之病名，但对腹痛、腹泻、腹胀或黏液样便等类似症状的论述散见于"肠澼""便血""赤沃""飧泻""泄泻""大肠泄""小肠泄""大瘕泄""下痢""滞下""痢""休息痢""久痢""痢疾""脏毒"等十余种疾病中。《黄帝内经》所载篇章内容中即涵盖了"肠澼""便血""赤沃""飧泻""泄泻"等，如《素问·通评虚实论篇》中明言"肠澼"即指"便血""下白沫""下脓血"等症，因便中夹有脓血黏冻，排出时"嘈嘈作响"故名；《素问·至真要大论篇》中亦描述了"赤沃"的临床表现，即"飧泻""溏泄""腹痛""注下赤白""肠鸣"等。《难经·五十七难》所载"五泄"中的"大便色白，肠鸣切痛""溲而便脓血，少腹痛""里急后重，数至圊而不能便"等症则分别归属于"大肠泄""小肠泄""大瘕泄"的范畴。东汉张仲景在其所著《伤寒杂病论》中将"热利下重""圊脓血""下痢赤白""下重""便脓血"及"久利"等症均归属于"下痢"范畴，并于《金匮要略·呕吐哕下痢病脉证治篇》中言"下痢已差，至其年月日时复发者，以病不禁故也"，揭示了本病易反复发作的特点。

MSCT 对细小钙化敏感，能清晰显示 IMP 中的静脉管壁钙化，且扫描速度快，是诊断 IMP 的主要影像学方法。MSCT 扫描范围大，有利于追踪观察钙化血管壁；最大密度投影（MIP）图像可较好显示血管壁钙化范围、分布；CTA 技术可显示肠系膜动脉及静脉的整体走行，有利于评估钙化血管腔的狭窄程度。

影像表现

IMP 的主要影像表现包括结肠壁内静脉及肠系膜上静脉属支广泛钙化及结肠壁增厚水肿。

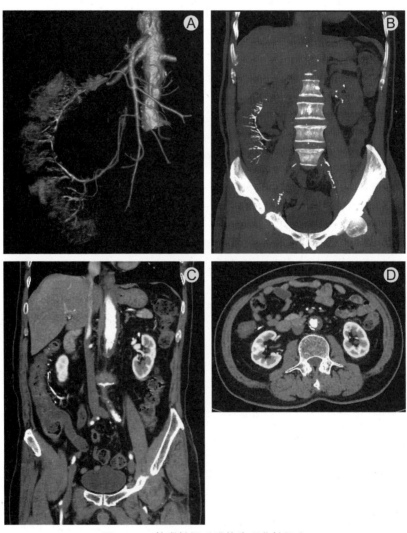

图 5-12　特发性肠系膜静脉硬化性肠炎

升结肠肠壁增厚，呈分层样强化（A，彩图 5-12A），肠系膜上静脉属支广泛钙化（B、C、D）。

1. 结肠壁内静脉及肠系膜上静脉属支钙化：由于部分中药成分会在结肠内被吸收，长期服用中药会对结肠静脉血管产生刺激，CT 表现为升结肠、横结肠及降结肠壁内及肠系膜上静脉血管普遍钙化。

2. 结肠壁增厚水肿：由于静脉血管壁钙化，结肠血供缺乏，结肠壁缺血性肿胀，CT 表现为结肠壁增厚，增强后呈分层样强化。

影像与中医

IMP 者多有中草药服用史，影像检查方法是明确 IMP 的"金标准"，通过 CT 增强扫描检查可以明确 IMP 的存在、累及的范围及严重程度。由于目前多是个案报道，对此疾病的中医相关及其中医辨证分型等的研究尚不深入。

第十四节 结直肠癌

概 述

结直肠癌（Colorectal Cancer）又称"大肠癌"，是指大肠上皮来源的癌症，包括结肠癌与直肠癌。该病的病理类型以腺癌最为常见，极少数为鳞癌，是胃肠道常见的恶性肿瘤。在我国，以直肠癌最为常见。临床常见症状主要为腹部肿块、便血、腹泻或顽固性便秘、脓血便与黏液样便、粪便变形等。中西医结合治疗对接受手术、化疗、放疗的患者具有整体治疗效应，在改善症状、减毒增效等方面具有优势，可以提高疗效，延长生存期及改善生存质量。

中医病因病机

大肠癌在中医中属"肠覃""症瘕""积聚""锁肛痔""下痢"等范畴。近年来各医家对结肠癌的病因病机进行了较为详细的阐述。孙桂芝认为大肠癌的病因病机有：①湿热下注，损伤脾胃，流注肛门，结而为肿；②酒色无度，损伤脾肾，毒邪蕴结脏腑，下迫大肠，结而为肿；③久不大便，湿热之毒下冲肛门，乃生五痔。刘伟胜认为脾虚湿毒瘀阻是肠癌最主要的病机，湿热、瘀滞、癌毒为标，脾虚、肾亏为本。周维顺认为本病病因为气、血、痰、瘀、毒互结，病机是脾胃虚寒，痰湿内生，肝郁气滞，久郁化火，痰火胶结，气滞血瘀。沈敏鹤认为本病是由长期饮食不节，或情志失调，而致正气虚于内，寒邪、湿毒、湿热、痰浊、瘀血等病邪留于肠腑所致。刘嘉湘认为本病是因饮食不节，恣食肥腻，醇酒厚味，误食不洁之品，损伤脾胃，运化失司，遂成宿滞；湿浊内生，郁而化热，湿热蕴毒下注，浸淫肠道，气滞血瘀蕴结日久而成积块。简言之，肠癌的中医发病机理是由于湿、瘀、热、毒等因素致脏腑功能紊乱、气血阴阳失调而引起本病发作。

检查方法

结直肠癌常用的影像检查方法有 X 线造影、CT、MRI。X 线造影包括全消化道钡餐检查及钡灌肠检查，可观察结肠形态及黏膜的改变，大概判断病灶的位置。CT、MRI 增强成像均能够更清晰、更完整显示肿瘤位置、肿瘤大小及范围、结肠壁内外浸润、壁外血管侵犯及与周围结构的关系，有助于明确肿瘤分期，可为结肠肿瘤病人的手术治疗提供依据。腹部 CTA

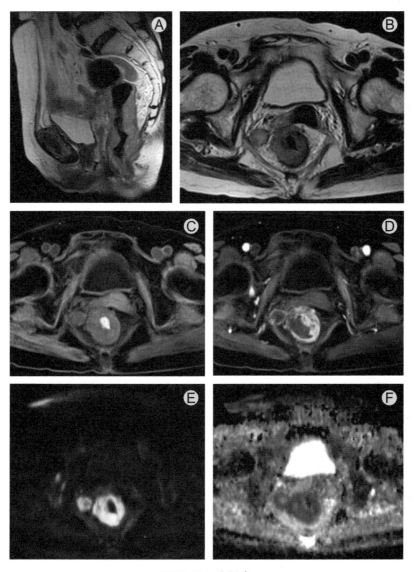

图 5-13　直肠癌

直肠中上段壁增厚，呈 T_1WI 略低信号、T_2WI 略高信号、DWI 高信号、ADC 低信号、明显不均匀强化影，周围脂肪间隙模糊，其内可见肿大淋巴结。

可清楚显示肠系膜动脉的解剖结构及肿瘤的血供关系。DCE、DWI 等技术更有利于病变的定性诊断。

影像表现

大肠癌在中医中被描述为肿或积块，在影像学上表现为肠腔内软组织块影、不规则的管壁增厚、肠腔狭窄。肿瘤与周围脂肪界限不清，提示癌肿向腔外侵犯。增强扫描对癌肿的显示更清楚，对肠壁外浸润、邻近结构侵犯和转移的评价更有价值，还能评估有无肿大淋巴结转移，其他脏器有无浸润或转移，以及对结肠癌进行分期。

美国国家综合癌症网络指南已明确推荐 MRI 作为直肠癌分期评价手段，原因在于 MRI 能较好地显示肠壁各层结构，从而更准确地评价直肠癌的浸润深度，同时 MRI 能清晰地显示直肠系膜筋膜。

按肿瘤侵犯范围可分为 I 期、II 期、III 期、IV 期。I 期肿瘤侵犯黏膜下层，II 期肿瘤侵犯固有肌层，III 期肿瘤穿透固有肌层，到达结直肠旁组织，IV 期肿瘤侵犯腹膜脏层或侵犯邻近器官或结构。

影像与中医

中医证型是中医学对疾病过程中一定阶段上病因、病机、病势等要素的综合性概括，是中医治疗学的重要理论依据。有研究证明大肠癌气滞血瘀型、肝肾阴虚型和脾肾阳虚型相当于癌症的 III 期、IV 期，气滞血瘀型、肝肾阴虚型和脾肾阳虚型患者发生淋巴结转移和远处器官转移较多。

影像学检查方法不仅能够对结直肠癌提供明确的诊断，还可以进行肿瘤分期，为临床大肠癌的辨证施治提供理论依据。

虽然外科手术是根治结直肠癌的首选方法，但是中医药在结直肠癌术后康复以及晚期患者的姑息治疗中有非常好的效果，有助于提高患者生活质量以及防止复发转移。目前 MRI 的多种功能成像技术如 DWI、MRS、多期动态增强扫描（灌注成像）等逐步开展应用，使直肠癌的诊断及分期有了一定程度的提高，还能实现对直肠癌的定量分析，甚至有望对直肠癌中医治疗效果进行评价。

第十五节 肛瘘

概 述

肛瘘（Anal Fistula）是肛门直肠瘘的简称，指直肠或肛管因肛门周围间隙感染、损伤、异物等病理因素与肛门周围皮肤相通所形成的异常通道，由原发性内口、瘘管、继发性外口构成。肛瘘主要为肛周脓肿慢性迁延而成，具有非手术难以治愈、术后切口愈合时间较长的特点，长期感染刺激可能恶变。中医肛肠外科利用中西医结合手术治疗该病有独特优势，对于肛瘘治疗具有较大的优势。

中医病因病机

中医称肛瘘为"肛漏"，中医较早认识肛瘘疾病。《山海经》最早提出"瘘"的说法，"食之不痈，可以为瘘"，"瘘"包括了所有产生瘘管的疾病，不局限于肛瘘。祖国医学对于本病病因的认识论述众多，其内容主要有如下几个方面：①风湿燥热之邪所致。如《河间六书》云："盖以风热不散，谷气流溢，传于下部，故令肛门肿满，结如梅李核，甚者乃变而为瘘也。"刘完素在该书中提出的"风湿热邪"致病说对后人影响较大。②过食醇酒厚味、劳伤忧思、房劳过度。如清代余听鸿《外科医案汇编》云："肛漏者，皆属肝脾肾三阴气血不足……始因醇酒辛辣，醉饱入房，疾奔久坐，筋脉横解，脏腑受伤。"③虚劳久咳，痰火结肿肛门。如《外科正宗·脏毒论》云："又有虚劳久咳，痰火结肿肛门如栗者，破必成瘘。"④《千金翼方》则具体指出瘘是痈疽的后遗疾患，有"痈之后脓汁不止，得冷即是鼠瘘"之说。窦汉卿在《疮疡经验全书》中详细论述了肛瘘形成的原因："坐马痈，此毒痈受在肾经，虚毒气热，毒伤于内大肠之经，并聚成毒，而成瘘疮"，还提到肛瘘有穿入脏腑与未穿入脏腑之别："有肛门左右，别有一窍出脓血，名曰单瘘，其窍在皮肤者易愈，脏腑有损而致窍者未易治矣"。指出肛瘘管道可通入邻近脏腑，这是肛瘘不易治愈的重要原因。

检查方法

肛瘘的影像检查方法主要包含：瘘管 X 线造影、CT 和 MRI，其目的在于准确判断肛瘘的内口位置、瘘管走行方向及其与肛门括约肌的关系。瘘管 X 线造影无法准确显示瘘管与肛门括约肌之间的关系。MSCT 利用多平面重建（MPR）及容积重建（VR）技术能较好地多角度展示瘘管全貌，为临床提供瘘管的三维空间信息，且可清晰地显示瘘管的具体位置、肛管内外括约肌与肛提肌的关系，但 CT 对软组织的分辨力有限。通过皮肤外瘘口注入对比剂进行 CT 扫描，重组病变结构的三维影像，可获得肛瘘的三维图像，可以直观地展示瘘管类似于树枝状的立体结构，可以清晰地显示瘘道形态、长度、边缘及走行，但此操作复杂，目前已被弃用。MRI 多序列成像可清晰显示肛瘘的主瘘管、内口、支管及外口，是诊断肛瘘最为理想的手段之一，可在术前明确肛瘘的类型，尤其 DWI、DCE-MRI 及 MRI 瘘管造影可清晰显示肛瘘及肛周肌肉、韧带筋膜等组织器官的关系，在诊断复杂性肛瘘方面有重要的临床价值。

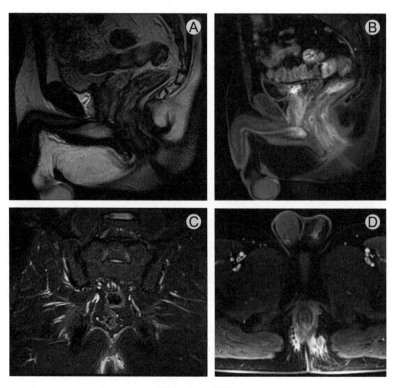

图 5-14　肛瘘

肛管后方 6 点钟方向见管状 T_1WI 等低信号、T_2WI 高信号影（A、C），其中一外口达皮肤表面，增强扫描管壁明显强化（B、D）。

1. 主瘘管与分支瘘管：主瘘管主要表现为走行于肛管直肠周围的管状结构，其 T_1WI 呈稍低信号、T_2WI 呈高信号改变，增强后壁可明显强化，根据其是否具有活动性影像表现亦不相同，瘘管内的脓液和肉芽组织在 T_2WI 上呈高信号，在对比增强的 T_1WI 图像上肉芽组织强化而管内的液体呈低信号。活性管道经常被低信号的纤维壁围绕，纤维壁相对来说较厚，常见于复发或有手术史的患者，有时在纤维结构中会看到高信号的水肿成分。

2. 内瘘口与外瘘口：相腺源性肛瘘与肛管相通，当内口为活动性时，可见连接肛管与主瘘管的结构，增强后呈明显持续性强化；当闭塞时，纤维组织填充，于 T_2WI 及抑脂序列呈低信号改变，增强后呈延迟性强化改变。

3. 单纯型与复杂型肛瘘：平扫即可区分单纯型或复杂型的肛瘘，T_2 抑脂和增强序列对于肛瘘的较大瘘管、瘘口有一定的诊断价值，内瘘口 T_2 抑脂呈高信号、增强有不同程度的强化，但对于细小分支瘘管、瘘口漏诊率特别高。

影像检查方法在肛瘘中的诊断、病情分级及疗效评估等方面均有重要的临床价值。目前单纯性肛瘘与中医辨证分型无相关研究，而复杂性肛瘘与中医辨证分型的相关性已得到证实，复杂性肛瘘中湿热下注证者的主瘘管 T_2WI 信号强度明显高于正虚邪恋证者。湿热下注证者的瘘管较高信号强度表明瘘管血流较丰富，反映瘘管较新鲜或为活动性瘘管；正虚邪恋者的瘘管瘢痕成分较多，瘘管病程时间较长，瘘管组织中血管成分较少。肛肠 MRI 功能成像等目前在肛瘘中极少应用，其可为精准手术提供依据，然目前相关的研究报道极少，建议中医相关研究人员在今后的研究中多加关注。

第十六节　肛周脓肿

肛周脓肿（Perianal Abscess）在中医上常被称之为肛痈，是指在肛门、肛管及直肠周围发生的急性或慢性化脓性感染性疾病，通常分为低位脓肿和高位脓肿，是临床上的多发病、常见病。其临床主要症状有：疼痛剧烈、高烧持续不减、白细胞及中性粒细胞数量增多。中医肛肠外科利用中西医结合手术治疗该病有独特优势，对于肛周脓肿治疗具有较大的优势。

中医病因病机

中医学认为肛周脓肿的发生多因外感六淫，内伤七情，脏腑受损，或饮食不节，过食辛辣厚味，致湿热内生、热毒结聚所致；或因肌肤损伤，毒邪内侵，瘀血凝滞，经络阻塞，血败肉腐而成；或先天禀赋不足，脏腑虚弱，肺、脾、肾三阴亏损，湿热瘀血下注肛门所致。正如《素问·生气通天论》所说："营气不从，逆于肉理，乃生痈肿。"祁坤在《外科大成》中说："人身之气血，与天地同流。人身之经络，与昼夜同度。苟或六淫之感，七情之伤，饮食不时，房劳不节，致使阴阳乖错，荣卫蕴结而成痈者，总不出于三因。"这些都深刻地阐述了肛周脓肿发生的病因病机，对临床有重要的指导价值。

检查方法

CT、MRI 是肛周脓肿最常用的影像学检查方法。多层螺旋 CT 在肛周脓肿的诊断中准确率高，且操作简单。通过对图像进行 MPR、VR 重组后，能更好地显示出脓肿、肛管直肠之间的关系，明确脓肿数目、具体部位及相通情况等。CT 对软组织的分辨力有限，肛管内外括约肌、肛提肌、脓肿的 CT 衰减值相近似，因此 CT 对很难区分这些组织结构的密度差异，诊断敏感性相对较低。MRI 能准确显示脓肿的位置及其走行，尤其是与周围组织的关系，对肛肠外科手术有指导作用，常作为首选检查方法和诊断肛周脓肿的"金标准"。轴位 T_1WI、T_2WI 压脂增强可较好地显示内外括约肌，能够清晰显示肛管括约肌间脓肿、坐骨肛门窝脓肿等低位脓肿；冠状、矢状位扫描能够更好地显示肛提肌，利用冠状位 T_2WI 压脂增强扫描能够获取清晰的肛提肌及耻骨直肠肌图像，提升肛提肌上方的显示率，利于作出骨盆直肠间隙脓肿、直肠后间隙脓肿、后半马蹄形脓肿等高位脓肿诊断。DWI 可清晰显示水分子扩散受限的炎性组织，对炎性病变有较高敏感性，可清晰呈现肛周脓肿的大小和形态，更好地显示瘘管与括约肌关系。

影像表现

由于炎性渗出液较多，肛周脓肿早期的影像表现为均匀稍低密度，CT 值较低，MRI 表现为 T_1WI 低、T_2WI 高信号改变；中后期由于脓液形成而 CT 值升高，一旦脓液有排出或吸收，

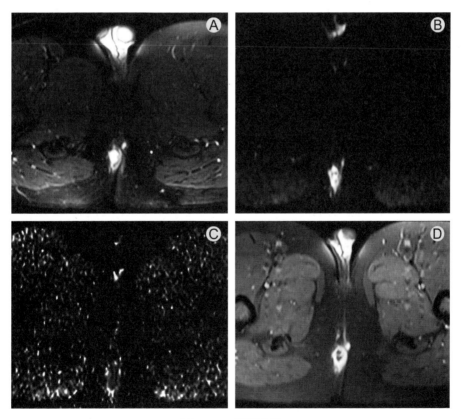

图 5-15　肛周脓肿

肛门右后方一类圆形 T_2WI 及 DWI 高信号、ADC 低信号影，增强扫描呈环形强化。

可有脓腔形成，可表现为厚壁脓肿及脓腔，脓肿壁清楚、规则，MRI 呈 T_1WI 低 T_2WI 高信号改变，DWI 见扩散受限信号。增强 CT 及 MRI 检查可见脓壁明显环形强化，脓腔不强化，显示为相对更低密度。

影像与中医

肛周脓肿的中医辨证分型分为火毒蕴结型、热毒炽盛型、阴虚毒恋型，根据不同的证型采用中医消、托、补、泻、术等方法进行治疗，因此准确判断中医证型对疗效及预后有很大影响。有研究表明，影像学检查使中医辨证分型更加准确，火毒蕴结型为脓肿早期未成脓期，病灶与正常组织分界不清，形态不规则，内部分布不均匀，或呈蜂窝状；热毒炽盛型为脓肿成脓期，脓肿形态不规则，边界较清晰，病灶内部可见脓腔；阴虚毒恋型，病灶形态不规则，边缘比较清晰，脓腔缩小，结合病史及症状表现多为病程日久，迁延不愈或反复感染发作者。传统的中医辨证以病人的临床表现为主，影像学检查的介入对各证型进行量化，使中医学与现代医学融会贯通，为判断病情、拟定治法提供理论依据。

第十七节 直肠黏膜脱垂

概 述

直肠黏膜脱垂（Rectal Internal Mucosa Prolapse）是指直肠黏膜脱垂折向直肠下端或肛管，不脱出肛外，便时或腹压增加时加重，平卧或胸膝位时好转。该病的特点是发病缓慢，病程比较长。大部分医者认为中气不足是发生脱垂的主要原因。

中医病因病机

直肠黏膜脱垂属中医学"便秘""脱肛"范畴，常为多种病理因素引起，如年老体弱、久病多产等因素导致气血不足、脏腑亏虚，升举无力，固摄失司，或由长期不良排便习惯导致大肠垂陷，阻塞谷道，继而发病。根据虚者补之的治则，常用益气健脾、温中升提的方法治疗。

检查方法

X线排粪造影是一种经济、有效、动态实时的诊断直肠黏膜脱垂及检查直肠和盆底功能的最佳检查方法，已得到了国内外学者的广泛认可。通过动静态结合观察记录排便的生理过程影像，可清晰显示排便过程中盆膈、直肠、肛管的形态及黏膜变化，但该方法对于盆底的显示较差。MRI盆底动态成像技术实现了动态功能成像及高软组织分辨率的有效结合，具有多方位成像、优良软组织对比度和无电离辐射等优点，已逐渐用于盆底功能障碍疾病及出口梗阻型便秘的临床诊断和疗效评估，并有助于盆腔各个器官的经线测量和准确诊断。MRI盆底动态诊断骶骨旁囊肿、宫颈旁囊肿、膀胱脱垂、子宫脱垂的符合率均较高，但磁共振排粪造影诊断直肠套叠、会阴下降、小肠疝、结肠疝、直肠肌痉挛、直肠黏膜脱垂、直肠前突与临床确诊病因的符合率较低。

直肠黏膜脱垂分为肠套叠、黏膜脱垂和脱肛。

1. **黏膜脱垂**：是指直肠黏膜脱入肛管，但是肠壁不受累，力排相下可见肛管内类圆形充盈缺损，MRI 表现为直肠黏膜前壁和（或）后壁锯齿样向下移位入肠壁内，向下以锯齿样改变，呈 T_1WI 低信号、T_2WI 高信号。

2. **肠套叠**：类似小肠套叠，是指黏膜脱垂累及肠壁，力排 X 线影像下表现为远端直肠壁内的类圆形充盈缺损，MRI 表现为肛管内 T_1WI 低、T_2WI 稍高信号影，其信号套叠位置与近端肠管相连接。

3. **脱肛**：是指直肠黏膜脱出肛门外，在患者力排 X 线影像下可见直肠黏膜脱出肛门，MRI 表现为直肠黏膜前壁及后壁呈锯齿样全层向肛管内移位。

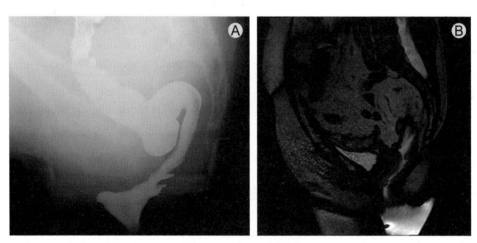

图 5-16　直肠黏膜脱垂

直肠后壁黏膜内折、下移（A）；直肠前、后壁黏膜向下聚集（B）。

分析发现，X 线排粪造影对于结直肠病变引起的出口梗阻型便秘的诊断符合率较高，但是对于因膀胱脱垂、子宫脱垂、宫颈旁囊肿、骶骨旁囊肿引起的出口梗阻型便秘的诊断敏感性不佳；磁共振排粪造影对于 X 线排粪造影在该病的诊断上具有较好的补充作用，为临床出口梗阻型便秘的诊断提供了更好的诊断方法和思路。目前直肠黏膜脱垂与中医辨证分型无相关研究。

（刘翠芳　胡然　王军大　赵一蓉　胡勤勤）

参考文献

[1]陶毅强.胸段食管癌的MDCT影像分期与病理分期及辨证分型的对照研究[D].福州:福建中医学院,2007.

[2]孙建国,徐克,孙健,等.中西医结合治疗胆总管结石83例[J].现代中西医结合杂志,2008,17(2):246.

[3]中华中医药学会脾胃病分会.胆囊炎中医诊疗规范专家共识意见[J].北京中医药,2012,31(12):944-948.

[4]中华医学会肝病学分会脂肪肝和酒精性肝病学组,中国医师协会脂肪性肝病专家委员会.非酒精性脂肪性肝病防治指南(2018年更新版)[J].实用肝脏病杂志,2018,21(2):177-186.

[5]吴扬.非酒精性脂肪肝病中西医结合诊疗进展[J].内蒙古中医药,2021,40(2):136-137,168.

[6]中华医学会肝病学分会.肝硬化诊治指南[J].中华肝脏病杂志,2019,27(11):846-865.

[7]陈进军,宁景春.肝硬化中医辨证分型与CT影像学特征分析[J].心血管病防治知识(下半月),2011,1(3):33-37.

[8]刘海峰,雷军强.乙肝后肝硬化中医分型与影像学相关性的研究进展[J].中国中西医影像学杂志,2016,14(6),741-743.

[9]刘新爱,张玉峰.原发性肝癌的中医证型与肝脏特异性对比剂影像表现相关性研究[J].中医学报,2020,35(5):1093-1097.

[10]中华中医药学会肝胆病专业委员会,中国民族医药学会肝病专业委员会.慢性乙型肝炎中医诊疗指南(2018年版)[J].临床肝胆病杂志,2018,34(12):2520-2525.

[11]牛志斌.肝脏淋巴管扩张水肿的CT与MRI表现[J].山西医药杂志,2019,48(20):2480-2482.

[12]尹全乐,陈旭,王颖.自身免疫性肝病的影像学诊治现状[J].医学信息,2020,33(14):40-43.

[13]孟占鳌,彭令荣,张可.自身免疫性肝炎核MRI的临床价值[J].中国医学物理学杂志,2017,34(8):816-819.

[14]赵宏伟,祝佳,张国良,等.原发性胆汁性胆管炎患者磁共振检查肝脏表现特点分析[J].肝脏,2021,26(8):903-906.

[15]张声生,沈洪,郑凯,等.溃疡性结肠炎中医诊疗专家共识意见(2017年)[J].中华中医药杂志,2017,32(08):3585-3589.

[16]王佳婕,曹云,李中峰,等.基于核磁共振氢谱的慢性复发型溃疡性结肠炎中医虚、实证候血浆代谢组学研究[J].北京中医药大学学报,2018,41(09):787-792.

[17]中华中医药学会脾胃病分会.急性胰腺炎中医诊疗专家共识意见[J].中华中医药杂志,2017,32(09):4085-4088.

[18]李非,曹锋.中国急性胰腺炎诊治指南(2021)[J].中国实用外科杂志,2021,41(07):739-746.

[19]中国中西医结合学会消化系统疾病专业委员会.慢性非萎缩性胃炎中西医结合诊疗共识意见

(2017年)[J].中国中西医结合消化杂志,2018,26(1):1-7.

[20]陈希琳,冯六泉,姜国丹,等.肛瘘的诊治专家共识(2020版)[J].实用临床医药杂志,2020,24(17):1-7.

[21]王军大,崔渺,李艳艳,等.MRI钆剂瘘管造影与DCE-MRI联合使用对高位复杂型肛瘘细小分支瘘管及瘘口的诊断价值[J].重庆医科大学学报,2018,43(01):60-65.

[22]孙林梅,张永丽.肛周脓肿发病与中医体质相关性研究[J].陕西中医,2019,40(1):106-108.

[23]陆炜平,陈凯,潘友珍,等.不同病原菌肛周脓肿MRI诊断的初步研究[J].中国医学计算机成像杂志,2019,25(4):380-385.

[24]中华人民共和国国家卫生健康委员会医政医管局,中华医学会肿瘤学分会.中国结直肠癌诊疗规范(2020年版)[J].中国实用外科杂志,2020,40(06),601-625.

[25]姬丽娟,万书友,李琮,等.特发性肠系膜静脉硬化性结肠炎多层螺旋CT表现[J].中国医学影像技术,2021,37(5):795-797.

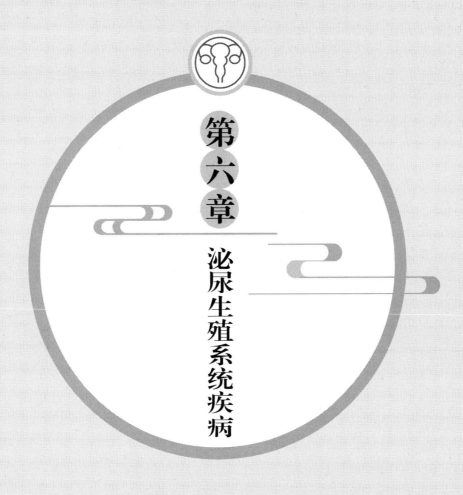

第六章

泌尿生殖系统疾病

第一节　概述

　　泌尿生殖系统包括泌尿器官和生殖器官，泌尿器官的主要功能是排泄，生殖器官为繁衍种族的器官，这两种器官虽然功能上截然不同，但在发生上却属于同源器官，结构上密切相关，功能上相互联系，故统称之。泌尿系统由肾、输尿管、膀胱和尿道构成，主要功能为排出体内新陈代谢产生的废物和多余的水，维持机体内环境平衡、稳定。男性生殖系统由睾丸、输精管、前列腺、精囊等组成，女性生殖系统由卵巢、输卵管、子宫等组成，主要功能是繁殖后代并保持第二性征。本章从中医角度结合影像对常见泌尿生殖系统疾病进行解析，着重阐述影像在尿石症、子宫内膜异位症、子宫肌瘤、多囊卵巢综合征、输卵管阻塞性不孕症、慢性盆腔炎、良性前列腺增生等疾病的中医诊疗中的作用，旨在为临床医生提供参考及加深其对疾病影像的认识。

　　中医学认为肾是先天之本，其功能之涵意甚广，举凡泌尿、生殖以及生长发育皆属肾之所司。《素问》诸篇记载"肾主水""司二阴""主五液""肾者作强之官，伎巧出焉""肾者主蛰，封藏之本，精之处也，其华在发，其充在骨"。《素问·上古天真论》中关于"肾主骨髓"，有云："丈夫八岁，肾气实，发长齿更。……七八，肝气衰，筋不能动，天癸竭，精少，肾脏衰，形体皆极。八八，则齿发去。"由此可知生长发育、体力盛衰，亦无不与肾有关。在病理上，浮肿、多尿、癃闭、遗精、早泄、阳痿、疝气、骨痿、腰痛、足软、头痛、眩晕、耳鸣、不眠、喘息……甚至老人之大便秘结，壮年五更泻，以及小便失禁等，无不责之于肾。其他脏器之亏损，亦可从肾治。至于道家所云"守丹田，通督任，固命火"，也均归之于肾。然现代医学关于肾所言之，则是狭义的，肾脏只为泌尿器官而已。

　　泌尿生殖系统的影像学检查方法包括 X 线摄影、CT、MRI，腹部 DR 是最基本的 X 线检查方法。静脉尿路造影是通过静脉注射造影剂后在不同时间摄片，观察肾脏的功能和尿路形态等。逆行尿路造影是在膀胱直视下插入输尿管导管，注入造影剂显示尿路形态。子宫输卵管造影通常可以检查出输卵管疾病的原因和发病位置，可根据造影剂在输卵管和盆腔内的显影情况分析输卵管的通畅程度、阻塞的部位和宫腔的形态，是女性不孕症的初始检查之一，具有不可或缺的诊断价值。由于盆腔内缺乏自然对比，而 CT、MRI 有较高的组织分辨率，因此对盆腔实性脏器的诊断优于传统 X 线检查，MRI 在显示病变的内部结构、对肿瘤的评估等方面优于 CT，CT 与 MRI 有互补性。CT 泌尿系造影（CTU）及磁共振尿路成像（MRU）为无创性技术，已广泛应用于尿路梗阻性病变的检查。

随着影像学技术的不断发展，MRI 各种定量技术，如 IVIM、DKI、DCE-MRI 等可更直观地分析病灶的生物学特点；双能 CT 能利用不同能量的射线穿透物质后的衰减不同而进行分析，对结石物质成分的鉴别提供了新的思路；中下腹部增强联合 CTU，既可常规检查泌尿系统，又可以对肾脏至膀胱底进行选择性的增强扫描，一次性解决中下腹部和泌尿系统疾病累及范围广、隐匿性高等一系列问题。行放化疗同步治疗的宫颈癌患者行 DWI 和 DCE 能够早期预测肿瘤复发；DWI 能够反映宫颈癌组织学类型，ADC 值能够反映肿瘤细胞密度，可能有助于预测子宫内膜癌的深肌层浸润情况，为评估肿瘤的病理分级提供了一种新方法。

第二节　尿石症

概　述

尿石症又被称为尿路结石（Urolithiasis），包括肾结石、输尿管结石、膀胱结石和尿道结石，为常见的泌尿外科疾病。尿石症对机体的影响主要是引起泌尿道阻塞和损伤，临床特点以疼痛、血尿为主。中医药治疗泌尿系统结石具有无创伤性、价格低廉、不良反应少、治疗手段多样化等特点，治疗效果肯定。

中医病因病机

中医学多将泌尿系统结石归"淋证（石淋）"范畴，认为其是肾气亏虚、下焦湿热、气血瘀滞的病理产物，又可作为致病因素引起一系列临床症状。砂石阻于肾系，气机闭阻，不通则痛；结石易损伤血络，引起尿血；砂石阻塞尿道，则排尿中断，尿道刺痛难忍。

检查方法

尿石症的 X 线检查包括尿路 X 线平片和静脉肾盂造影（IVP）。尿路 DR 是一种简单快速的筛查方法，但对较小的结石或阴性结石不易显示；IVP 在临床上较常用，可以发现大部分的泌尿系统结石，还可以显示泌尿系统结石的确切位置，了解肾积水和肾功能，但操作相对复杂。CT 检查可通过三维成像观察结石的位置、大小以及泌尿系统是否存在解剖畸形等，同时，CT 可测定结石密度从而判断结石的性质。其中 CTU 可以清晰直观地显示肾脏的结构、血管，更清楚地观察尿路的病变，但 CTU 辐射相对较大。CT 能谱成像可对结石成分进行分析，利于临床诊疗指导。MRU 作为一种无创性的手段，具有较高的软组织分辨率，能在不使用对比剂的情况下实现泌尿系水成像，对阴性结石、梗阻的判断及并发症的评估具有重要价值。

影像表现

尿石症成分差异较大，在影像上根据在 X 线片上是否显影分为阳性结石和阴性结石。常见的阳性结石有草酸盐结石、硫酸钙结石、碳酸盐结石，常见的阴性结石有尿酸盐结石、胱氨酸结石和黄嘌呤结石。

1. 原发灶影像：大小不一、形态多样的高密度影，位于肾盂肾盏、输尿管、膀胱、尿道内。

2. 结石造成的继发梗阻征象：肾盂肾盏及输尿管扩张积水。输尿管结石多是由于肾结石下行而来，易停留在输尿管的三个生理狭窄处：肾盂输尿管接连部、输尿管与髂血管交叉部、

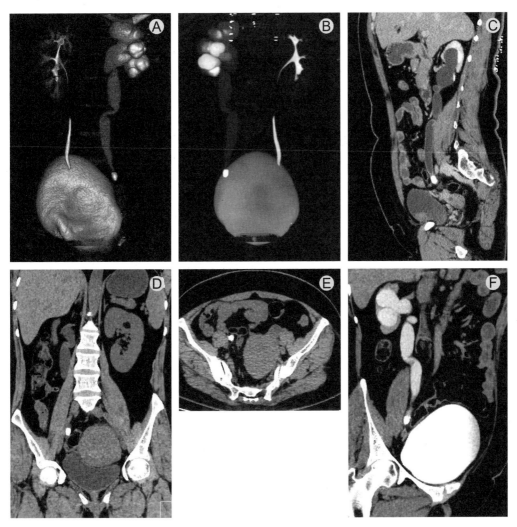

图 6-1 输尿管结石

右输尿管下段结石并右输尿管、肾盂肾盏梗阻性扩张积水（彩图 6-1A）。

输尿管膀胱入口。CT上显示结石近端输尿管及肾盂扩张积水、肾增大、肾周渗出、输尿管壁增厚及周围水肿等。根据 Grignon 法对肾积水程度进行分级：一级，肾盂轻度扩张<10 mm；二级，肾盂扩张在 10 mm 至 15 mm；三级，扩张程度同二级，伴肾盏轻度扩张；四级，肾盂扩张在 15 mm 以上，伴肾盏中度扩张；五级，肾盏中度扩张，肾实质变薄。

影像与中医

目前，中医辨证分型论治此病有一定的局限性，如对于结石的部位、大小、形态，肾积水的多少，输尿管梗阻的程度无法判定。而影像学检查方法对尿石症的有无，结石部位、多少、大小及对泌尿系统继发梗阻程度的判断都具有很高的应用价值。有研究显示，尿石症DR 所见与中医临床辨证分型之间有一定的内在联系：湿热下注型者 DR 显示结石位于输尿管上段或输尿管膀胱壁内段，结石横径≤8 mm，肾脏无积水及轻度积水；瘀血阻滞型者 DR 显示结石大小多数在 6～10 mm，结石周围欠光整，近端输尿管扩张，轻中度肾积水；脾肾两虚型者 DR 显示结石较大或结石虽小但其梗阻严重，中重度肾积水。

第三节 子宫肌瘤

子宫肌瘤（Uterine Leiomyoma）又称子宫平滑肌瘤，是女性生殖系统最常见的良性肿瘤，成因为子宫平滑肌过度增生。子宫肌瘤的主要临床表现为腹部包块、月经过多、腹腔疼痛、贫血、尿频、不孕、痛经，这些临床表现与肌瘤的病理构成、位置、大小、数目相关。中医辨证治疗简便经济、无创伤、依从性高，与西医手术有机结合，是当前子宫肌瘤的主导治疗方法。

中医病因病机

子宫肌瘤属中医学"症瘕"范畴。其发病原因与气血瘀滞、肝气郁结、气血运行不畅等密切相关，发病机制为情志抑郁、饮食内伤、感受外邪、气机不调、脏腑不和、正气日衰，导致气滞血瘀，久则积块为症而成，属正虚邪实。

检查方法

CT检查操作简单，且有较高的密度分辨率，可清晰显现病灶部位、形态、大小等，并可了解周边组织结构变化状况，同时能对肌瘤内钙化、出血情况予以显示，且能避免肠道气体干扰，在子宫肌瘤中有一定的诊断价值。MRI检查是发现和诊断子宫肌瘤最敏感的方法，能检出小于3 mm的子宫肌瘤，也易于分辨黏膜下、肌层内、浆膜下或宫颈部位的子宫肌瘤。DWI、DCE-MRI在子宫肌瘤的病理类型诊断中有较好的应用价值，可用于子宫肉瘤与变性子宫肌瘤的临床诊断与鉴别。

◈ **影像表现** ◈

子宫肌瘤的位置及 MRI 信号多样，主要表现为：

1. 子宫浆膜下、肌壁间、黏膜下、子宫阔韧带区类圆形或不规则包块，边界清晰，周围结构以受压推移为主。

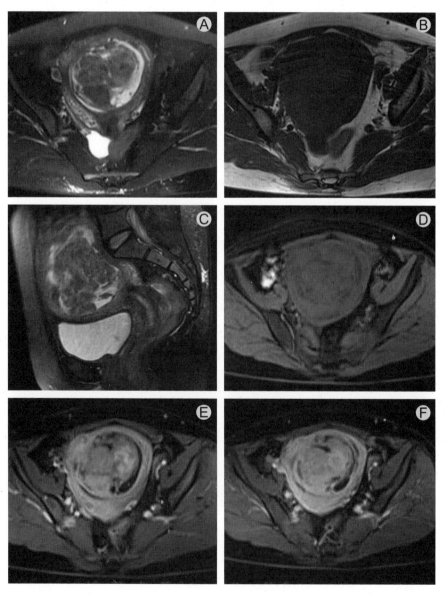

图 6-2　子宫肌瘤

子宫底部肌壁间见 T_1WI 等信号、T_2WI 高低混杂信号肿块影，增强扫描呈持续不均匀强化，实性部分强化方式与子宫肌层一致。

2. 肌瘤内部以平滑肌细胞及胶原纤维为主，可合并多种类型坏死，其信号与其组织学构成有关，T_1WI 多表现为边界清晰的团块、结节低信号影；T_2WI 信号多变且具有一定的特异性：普通未变性肌瘤为均匀低信号，细胞型肌瘤为均匀轻度高信号，退变型肌瘤为混杂高信号。

3. 增强 MRI 中，肌瘤表现为实质部分延迟强化，与子宫肌层的强化方式相似，血供丰富的肌瘤内部可见增多迂曲的子宫动脉和（或）卵巢动脉分支走行。

4. 大多数肌瘤 DWI 弥散不受限呈等、低信号，但细胞型肌瘤弥散受限呈高信号，需与子宫其他恶性肿瘤性病变（如子宫肉瘤）相鉴别。子宫恶性肿瘤较细胞型肌瘤更容易发生坏死而表现为 T_2WI 混杂信号，与周围结构的分界不清。

影像与中医

中医认为子宫肌瘤发病多因肾、肝、脾功能失调，进而导致瘀血或痰湿阻滞胞宫，核心是正虚血瘀，需根据患者体质进行治疗。传统中医重视辨证论治，而忽略了辨形论治，即对结构改变的论治，现代医学借助影像检查方法弥补了结构诊断之不足。子宫肌瘤中医辨证分为三型，有研究认为气滞血瘀型者子宫体积不大，在 MRI 中 T_2WI 以等信号为主；瘀血阻滞型者子宫体积多数增大，形态凹凸不平，MRI 中 T_2WI 以混合信号及钙化为主；气虚血瘀型者子宫体积不大，MRI 中 T_2WI 以低信号为主；痰湿血瘀型者表现为子宫体积增大，在 MRI 中 T_2WI 以混合型为主。MRI 成像是一种非侵入性的检查，具有软组织分辨率高、能多方位显示病灶等特点，是目前子宫肌瘤的最佳影像检查手段。MRI 在子宫肌瘤中医治疗前、治疗中及治疗后均能够提供有力的疗效评估依据，为中医治疗方案的调整提供可靠的临床依据。

第四节 子宫内膜异位症

概 述

子宫内膜异位症（Endometriosis，EMS）简称"内异症"，是指具有活性的子宫内膜组织（腺体及间质）出现在子宫体以外的部位，是一种激素依赖性疾病，常表现为下腹痛、痛经、不孕、性交不适、月经异常等症状，继发性痛经、进行性加重是其典型表现。内异症在形态学上呈良性表现，但在行为学上具有种植、侵袭、远处转移等类似恶性肿瘤的特点。中医药治疗以整体观念为指导，能够有效改善临床症状、控制局部病灶，具有见效快、复发率低、远期疗效稳定的优势。近年来，中医内治法在治疗内异症的基础研究及临床研究方面均取得了一定成果。

中医病因病机

中医学根据内异症的临床表现将其归于"痛经""月经过多""不孕""症瘕""性交痛"等范畴。当代医家普遍认为瘀血阻滞是内异症的主要病机，血瘀是内异症的病理实质，气滞、气虚、寒凝、热郁、湿聚、痰阻、手术等因素均可导致瘀血的产生。

检查方法

CT、MRI均可对盆腔内异症做出较准确的诊断，可直观了解病变的范围、起源和侵犯的结构，可对病变进行准确的定位。因此，CT、MRI对于诊断内异症、了解盆腔病变及粘连情况均有很大的价值。由于MRI对囊肿及周围组织的分辨率更高，有更高的特异性，在CT诊断内异症困难的时候，可利用MRI来进一步确诊。X线子宫输卵管碘油造影可协助诊断盆腔内异症。

◀ **影像表现** ▶

内异症可发生于全身任何部位，影像上按发病部位及浸润范围分为腹膜型（浅表型）、卵巢型、深部浸润型、其他部位型，以卵巢型最常见，病变随卵巢激素变化发生周期性出血，导致周围纤维组织增生和囊肿、粘连形成，在病变区出现紫褐色斑点或小泡，最终发展为大

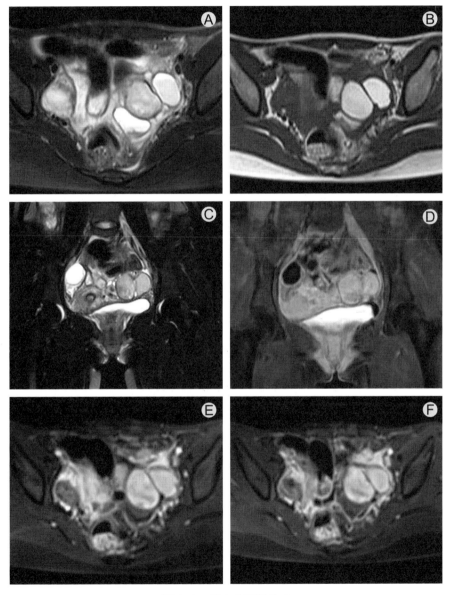

图 6-3 子宫内膜异位症

双侧卵巢多发类圆形 T_1WI 高低、T_2WI 低高混杂信号影，病灶边缘及分隔轻度强化，内部未见确切强化，部分病灶内见液液平通。

小不等的紫褐色实质性结节或包块心。病变形态多样，可为囊性、囊实性、实性病变。内异症的影像表现与病变部位、生理周期及病程紧密相关，常见影像表现为囊性或囊实性为主高密度影或混杂信号影，形态较规则，边界欠清，可见液液平面。MRI可准确评估EMS的发病部位、病灶大小、出血情况等，对内异症的临床进展评估意义重大。

 影像与中医

　　按照中医辨证分型方法可将内异症分为气滞血瘀型、寒凝血瘀型和气虚血瘀型。有研究发现，三种证型患者的B超表现存在一定的关联性及差异性，尤其是在病变部位上，三种中医分型的患者存在较大差异：气滞血瘀型者以子宫直肠陷凹部位最常见；寒凝血瘀型者以卵巢部位最常见；气虚血瘀型者以子宫肌腺病最常见。MRI不仅能准确定位病灶的发现部位，多序列参数得到的影像资料还可反映病变的生理特征。

第五节 多囊卵巢综合征

概 述

多囊卵巢综合征（Poly Cystic Ovarian Syndrome，PCOS）是一种生殖功能障碍与代谢异常并存的内分泌紊乱综合征，是生育期妇女月经紊乱最常见的原因。临床以慢性无排卵和高雄激素血症为特征，主要表现为闭经、不孕、功血、多毛、肥胖，伴高胰岛素血症及胰岛素抵抗。中医对 PCOS 采用辨证论治，青春期重在调经，育龄期重在助孕，取得较满意的疗效。

中医病因病机

PCOS 根据其临床表现属中医学"月经后期""闭经""崩漏""症瘕""不孕症"等范畴。肾藏精，主生殖，肾气旺盛，则天癸成熟，经血如期而至，正如《傅青主女科》云："经水出诸肾。"故中医学认为，肾虚是其基本病机，涉及肝、脾、肾，与痰湿、瘀血密切相关，证属本虚标实，虚实兼夹，以脾肾亏虚为本，肝郁、痰湿、瘀血为标，涉及心、脾、肝、肾等诸脏。2018 年的 PCOS 中西医结合诊断分型规范专家共识中，将其中医辨证分为：肾虚痰阻型、肾（阴）虚痰瘀阻滞型和肾虚肝郁型。

检查方法

卵巢病变种类繁多，60% ~ 70% 为囊性病变，CT、MRI 检查均可对卵巢囊性病变做出较准确的诊断，可直观了解囊肿的部位、形态、大小、数目等。MRI 检查的软组织对比度好，对卵巢囊性病变的显示更具优势。卵巢体积一般在卵泡期小，在排卵期大，故应选择在卵泡初期进行 MRI 检查，避免在排卵期检查造成假阳性。

影像表现

PCOS 由于内分泌紊乱导致卵巢囊状增生硬化，特点为重复性不排卵，故在 MRI 上表现为多个大小不等囊性灶，内部信号与正常卵泡一致呈液体信号，呈 T_1WI 低、T_2WI 高信号，分布排列无特别规律，单侧卵巢卵泡数量大于 12 个，或卵巢体积大于 10 cm^3。PCOS 的诊断需要结合影像、临床表现并排除能引起排卵障碍或高雄激素血症的其他疾病做出最终确诊。

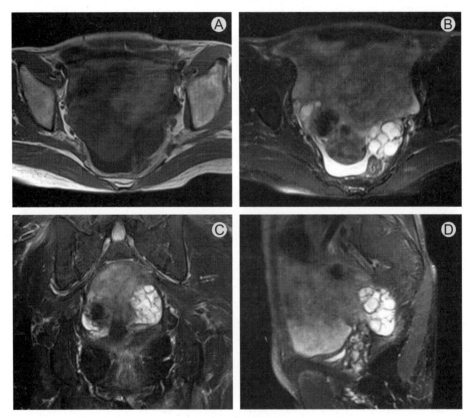

图 6-4　多囊卵巢综合征

双侧卵巢多发囊状 T_1WI 低信号、T_2WI 高信号影，边界清晰。

影像与中医

影像学检查方法在 PCOS 的诊断、疗效评估等方面均有重要的临床价值。PCOS 的不同中医证型与其超声形态、超声指数有一定的相关性。MRI 无电离辐射，适用于青春期及育龄期女性，且基于 MRI 可多角度、多序列成像反映 PCOS 的生理及生化信息。但目前 MRI 与PCOS 中医药治疗的相关性研究尚罕见，建议相关研究人员在以后的工作中给予关注。

第六节　输卵管阻塞性不孕症

概　述

　　输卵管阻塞性不孕症（Tubal Obstructive Infertility）即各种原因引起的输卵管阻塞，从而影响精子与卵细胞结合，或者受精卵运送至宫腔障碍而导致育龄期女性不能受孕，最常见的为输卵管炎症。由于炎症导致输卵管内膜肿胀，大量的中性粒细胞渗出，输卵管黏膜被破坏，影响纤毛运动及导致分泌细胞的分泌功能异常，黏膜上皮坏死脱落后造成管腔粘连闭塞，最终导致输卵管阻塞或者通而不畅。临床上表现为下腹隐痛、腰痛或月经异常，但有不少患者除不孕外，并无任何自觉症状。中医采用活血化瘀为主的治疗方案，可改善盆腔局部的血液循环，促使局部炎症吸收、粘连松解，治疗输卵管阻塞性不孕症疗效显著。

中医病因病机

　　中医学认为输卵管性不孕症属瘀血病证，病因多端，发病机制为瘀血阻滞胞宫，气血运行不畅，胞络胞脉闭塞，精卵运行受阻，两精不能结合而导致不孕。本病多因经期摄生不慎，邪毒入侵胞宫，气血不调，宿血积于胞中，新血不能成孕之故。瘀血为其主要病因病机，而肝郁、气滞、寒凝、湿热、气虚、脾虚、肾虚等均可相互间夹、转化，最后均可导致血瘀，故临床所见往往虚实夹杂。如《针灸甲乙经》云"女子绝子，㾪血在内不下"，提出瘀血是为其因。《素问》云："督脉生病，女子不孕。"孙思邈云："凡人无子，当为其夫妻俱有五劳七伤，虚羸百病所致，故有绝嗣之患。"又有医家根据月经期、量、色、质及腹痛情况，将不孕症分为血虚、气虚、滞、湿而夹热等，并提出治法"直至积去滞行虚回，然后血气平和能孕子也"，认为本病由积、滞、虚而成，重视血气平和。《石室秘录》所云"任督之间倘有症瘕之症，则精不能施，因外有所障也"明确指出血瘀等有形之物可以阻碍精子通过胞络而影响受孕。

检查方法

X线子宫输卵管造影（HSG）是目前确诊输卵管阻塞的最简便可靠的方法，可直观地显示输卵管的通畅程度、阻塞的部位和宫腔的形态。HSG具有灵敏度高、准确性高的优势，并且操作简易，费用低廉。CT、MRI可作为输卵管碘油造影的补充检查。通过CT及MRI的高对比度、高分辨率及后处理重建技术可准确反映输卵管阻塞的部位及其与邻近组织脏器的关系，对该病的诊断和鉴别诊断具有重要价值。

影像表现

输卵管阻塞常见的影像表现包括输卵管通而不畅、输卵管完全阻塞、输卵管积水等，可直接反映输卵管阻塞程度：

1. 输卵管通而不畅：因输卵管慢性炎症、粘连，导致输卵管功能受损，于HSG时表现为输卵管充盈变缓，管壁僵硬、毛糙，对比剂弥散欠均。

2. 输卵管完全阻塞：慢性输卵管炎依粘连程度不同可出现完全性或不完全性输卵管阻塞，由于发生的部位不同可有不同的表现：①输卵管间质部阻塞：全部输卵管不显影，造影剂中止于子宫角部。②输卵管狭部或壶腹部阻塞：在阻塞的前端扩大呈棒状。③输卵管伞端完全阻塞：局限性膨大如花蕾，与输卵管积水征相似，但盲端闭塞。腹腔内无对比剂弥散。

3. 输卵管积水：因输卵管伞端粘连，管腔渗出物排出障碍，潴留于内而形成输卵管积水，在输卵管积水部位形成囊袋状，碘油进入积水的囊袋中呈油珠状聚集，形成边界清楚的团状致密影，20分钟后复查仍可见有造影剂潴留在积水的囊袋中。

4. 输卵管走行异常：输卵管可与邻近器官如卵巢、子宫、肠曲粘连而走行异常，出现输卵管高位（伞端位于髂前上棘以上）、输卵管低位（伞端低于宫颈体移行处）及输卵管"会聚"征（伞端向盆腔中线走行）。

影像与中医

该病病机为瘀阻冲任，胞脉、胞络受阻，从而导致输卵管不通而致不孕，而子宫输卵管造影是女性不孕症检查中初步评价输卵管功能的一线筛查方法，可诊断输卵管是否通畅及通畅的程度，了解输卵管阻塞部位，协作诊断子宫先天性畸形、宫腔粘连及宫腔占位性病变，提示盆腔粘连等病理情况，并具有一定程度的治疗作用，为中医辨证分型提供客观证据，帮助临床医师更详细评价输卵管的功能状态。中医综合治疗输卵管阻塞性病变可以

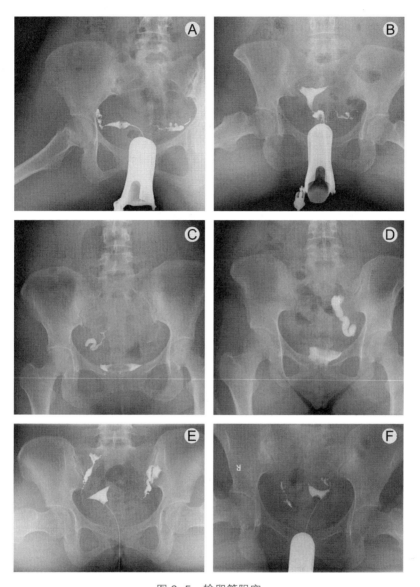

图6-5 输卵管阻塞

左侧输卵管通而不畅（A）；右侧输卵管间质部阻塞（B）；右侧输卵管伞端完全阻塞（C）；左侧输卵管积水（D）；双侧输卵管高位（E）；左侧输卵管低位（F）。

缩短疗程，提高疗效，提高不孕症患者正常宫内妊娠率和输卵管的通畅率，减低输卵管妊娠率和阻塞率。

第七节 慢性盆腔炎

慢性盆腔炎（Chronic Pelvic Inflammatory Disease）是指女性盆腔生殖器官及其周围结缔组织和腹膜的慢性炎症。本病常为急性盆腔炎未能彻底治疗，或患者体质虚弱，病程迁延所致，亦可无急性发病史。本病起病缓慢，病情顽固，反复不愈。中医根据慢性盆腔炎的临床表现进行辨证施治，具有良好的治疗效果及明显的优势。

中医病因病机

在中医理论体系中，慢性盆腔炎属于"带下病""妇人腹痛"等范畴，表述形式各异，但发病机理相同。《妇科经纶》认为慢性盆腔炎的病因为"月水行房，精血相射，入于任脉"，即指在妇女经期行房事导致风寒内侵，最终造成气血凝滞不通的情况。本病的致病关键为"湿""毒""热""瘀""虚""寒"六大因素，其中外感之邪与气血搏结化生为"瘀"贯穿了慢性盆腔炎的整个发病过程。本病病位在冲任、胞宫，与肾、肝、脾关系密切。病性虚实错杂，本虚标实。

检查方法

盆腔炎的范围包括盆腔生殖器官（子宫体部、输卵管、卵巢）及盆腔腹膜与子宫周围的结缔组织的炎症。CT可清楚地显示病变的部位、范围和程度，增强扫描能获得更多的图像信息以提高准确率。MRI的软组织分辨率高，在病变显示上有明确优势，MRI多平面成像是盆腔炎性的首选检查方法，结合增强及DWI扫描定性诊断准确率高，尤其是对于伴有包块形成的盆腔炎，既能提高复发性盆腔炎性肿块的临床诊断准确度，又能判定肿块类型。

影像表现

慢性盆腔炎根据累及部位及程度不同影像表现多样。

1. 子宫炎性改变、慢性输卵管炎、输卵管积水、输卵管卵巢囊肿：病菌侵袭输卵管及附件，其脓性分泌物可引起子宫、输卵管、卵巢积脓，导致粘连、梗阻。于 MRI 上表现为子宫壁增厚、边缘不整，宫腔内可见增多积液征象，卵巢、输卵管扩张并积液，局部类圆形 T_1WI 低信号、T_2WI 高信号脓肿形成，DWI 表现为弥散受限高信号。

2. 慢性盆腔结缔组织炎：MRI 主要表现为附件和宫旁组织水肿充血，附件区或宫旁软组织轻度增厚，卵巢囊状增大并呈环状强化，部分周围有少量积液。腹膜炎性刺激可产生积液，当盆腔少量积液及水肿时表现为子宫直肠陷窝有积液，骶子宫韧带增厚模糊，直肠周围、骶前间隙脂肪间隙模糊。慢性盆腔炎致组织出血后机化或坏死时 CT 显示盆腔内多发大小不等结节状钙化。

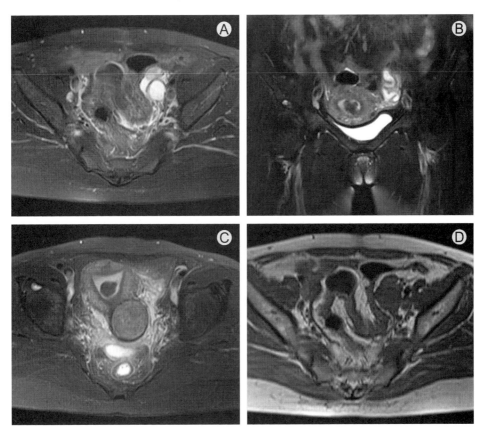

图 6-6 盆腔炎

左侧输卵管积液扩张呈管状 T_1WI 低信号、T_2WI 高信号，直肠子宫间隙少量积液，盆底筋膜、脂肪间隙增厚、水肿；另子宫黏膜下见一肌瘤。

影像与中医

　　慢性盆腔炎的中医辨证治疗效果显著，但是在临床诊断中部分证型的临床表现存在交叉，故而有时某些病人的辨证分型常较困难，而影像学检查因其不同证型有不同的特征性表现，因此能给临床医生提供有力的证据。有影像学研究显示，湿热瘀结型者子宫多增大，盆腔常见少量的积液，其盆腔或者输卵管黏液性积液甚至呈现脓性表现；气滞血瘀型者最大的特点就是静脉曲张，输卵管增厚；寒湿凝滞型者盆腔积液常较多，输卵管积液及卵巢囊肿较常见；寒凝气滞型者盆腔内可见渗出性病变，子宫体积不大，较少有积液征象，双侧附件区增厚或形成包块，宫颈旁组织增厚，形态僵硬。

第八节　良性前列腺增生

良性前列腺增生（Benign Prostatic Hyperplasia，BPH）是引起中老年男性排尿障碍最为常见的一种良性疾病，组织学上主要表现为前列腺腺体及间质成分增生，解剖学上主要表现为前列腺增大，多发生于 50 岁以上男性。BPH 的主要临床表现为尿频、尿急、夜尿增多等膀胱刺激症状以及排尿时间延长、尿线变细、进行性排尿困难等尿路梗阻症状，严重时可引起急性尿潴留或上尿路病变等继发症。中医通过散瘀血、消症积、通水道，从而达到改善症状和体征的目的，对缓解症状有重要的价值。

中医病因病机

中医认为 BPH 属于"癃闭""淋证"的范畴，明代张景岳认为"或以败精，或以槁血，阻塞水道而不通"是本病的病因。年过半百，肾中精气日渐亏虚，肾之阴阳不足，气化无权，推动无力，而致气机郁滞，久之瘀血、痰浊阻络，发为此证。因此，此证以肾虚为本，痰浊、瘀血为标，肾虚血瘀为其基本病机特点。常见的 BPH 证型主要有 6 型：肾阳亏虚证、阴虚火旺证、瘀浊阻塞证、膀胱湿热证、肺热气郁证、脾气虚弱证。

检查方法

BPH 常用的影像检查方法为 CT、MRI。CT 图像可根据前列腺各径线值、形态、轮廓、密度、增强特征，对 BPH 作出正确诊断。能谱 CT 的多参数成像分析能够为前列腺增生的鉴别诊断提供重要参考。MRI 是 BPH 最常用的影像学检查手段，能较好地显示前列腺的分区解剖，根据前列腺的形态、大小及 MR 信号改变能对 BHP 做出较准确的诊断。BPH 合并前列腺癌是诊断的难点，DWI、DCE-MRI 及 MRS 应用对 BPH 与前列腺癌的鉴别有重要价值。

影像表现

BPH 的主要影像表现为前列腺增大，其增大程度与临床症状具有显著相关性。

1. 前列腺增大：各种诱因导致前列腺尿道周围移行带组织增生，并逐渐增大，增生的腺体将外周的腺体挤压萎缩形成前列腺外科包膜，与增生腺体有明显界限，容易分离。在影像上可表现为前列腺移行带局限性增生或弥漫性增生、外周带受压变窄。

2. 前列腺膀胱下部分（中叶）突入膀胱：由于尿道周围腺体弥漫性增殖，这种增殖为进行性的，常伴膀胱三角区肌肉肥厚以及逐渐产生膀胱出口受阻，于影像上见前列腺膀胱下部分呈"驼峰状"突入膀胱。

3. 出血与钙化：前列腺增大合并钙化常见，钙化在 CT 上表现为斑片或结节状高密度影，边界清晰。而出血灶在 T_1WI 上多表现为高或等高信号，T_2WI 多为混杂信号。

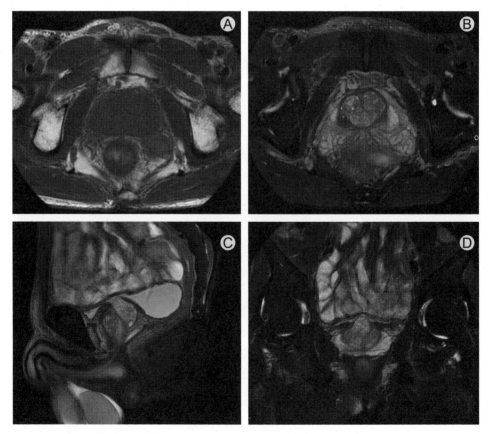

图 6-7　前列腺增生

前列腺肥大，中央腺体体积增大、信号不均，周围带受压变窄。

影像与中医

　　中医治疗讲究辨证论治，针对不同病因治疗各异。有研究显示患者的前列腺体积与中医证型分布有着相关性，以肾阴亏虚和肾阳不足为虚证者，前列腺的体积偏大，排尿常表现为无力；以血瘀下焦和膀胱湿热为主的实证者，前列腺体积偏小，以排尿梗阻症状较明显。影像学可以精确测量前列腺体积，为中医辨证分型提供了客观依据，为中医证型的量化和客观化做出有益的探索，同时对临床治疗用药有一定指导作用。影像学检查方法在BPH的诊断、疗效评估等方面均有重要的临床价值。MRI成像可反映BPH的组织学成分，对临床鉴别前列腺良性增生与前列腺癌具有高度的临床价值。

（刘翠芳　刘柳恒　赵一蓉　胡勤勤）

参考文献

[1]梁定,恽敏.尿石症中医临床证型的X线表现[J].实用中西医结合杂志,1996(10):599-600.

[2]谢幸.妇产科学[M].第9版.北京:人民卫生出版社,2018:351-352.

[3]戚波.子宫内膜异位症的B超影像与中医证型关系的探讨[J].中医临床研究,2016(8):122.

[4]王芳芳,张晓甦.子宫肌瘤病因病机理论探讨[J].吉林中医药,2010,30(11):921-923.

[5]赵红梅.多囊卵巢综合征中医证型与超声卵巢形态相关性的分析[D].哈尔滨:黑龙江中医药大学,2014.

[6]张霞,冯艳奇.多囊卵巢综合征中医证型与超声指数的相关性研究[J].河南中医,2015,35(12):3132-3134.

[7]熊梦怡.输卵管通而不畅的HSG影像分级与常见不孕因素的相关性研究[D].南昌:南昌大学医学院,2017:1-49.

[8]中华医学会计划生育学分会.人工流产后计划生育服务指南[J].中华妇产科杂志,2011,46(4):319-320.

[9]张霞,冯艳奇.多囊卵巢综合征中医证型与超声指数的相关性研究[J].河南中医,2015,35(12):3132-3134.

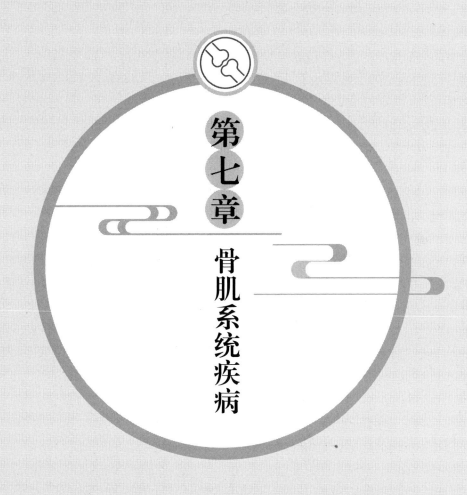

第七章

骨肌系统疾病

第一节　概述

骨骼肌肉系统由骨骼、肌肉、肌腱、韧带组成，是人体运动系统的重要保障，也与免疫系统、循环系统等多系统相关。骨骼肌肉系统疾病多而复杂，除退变、外伤、炎症和肿瘤等疾病外，全身性疾病如营养代谢和内分泌疾病等也可引起骨骼、肌肉的改变，其中以骨性关节炎最为常见，是中老年人的常见疾病。世界卫生组织统计发现，在55岁以上的人群中，骨关节炎的发病率为80%，随着我国社会逐步进入老年化，老年性骨关节炎的发病率仍在不断上升。此外，滑囊炎、滑膜炎、颈椎病、腰椎病、肩周炎、骨质增生、风湿性关节炎、类风湿性关节炎、股骨头坏死、骨肌肿瘤等，都严重威胁着人类的健康。

中医认为，肾主骨，骨生髓，髓生血，血养筋，短短几句话即阐述了骨肌筋脉之间的生理关系，这与现代医学的认识本质上是一致的。同样，现代医学也证实，肾与骨均来自中胚层，共同的发育起源预示着肾与骨在机体的生长发育及损伤修复过程中可能密切相关。

在中医病证里，骨肌系统疾病多属于经络肢体病证。经络肢体病证系指由于外感或内伤因素，导致经络肢体机能失调，出现有关病理变化，而形诸于外的一类疾病。经络是人体的气血、营卫、阴阳循行之路径，又是联络机体内外纵横交错的网络系统，其与肌肉、骨骼、血管、脏器、神机等以浑然一体的姿态维持着生命。肢体即四肢和外在躯体之谓，具有防御外邪、保护内在脏器组织的作用，在生理上以通为顺，在病理上因瘀滞而为病。中医学常将本病归为"痹病""痿病""痉病""腰痛"等范畴。目前西医学的风湿病、风湿性关节炎、类风湿关节炎、强直性脊柱炎、骨性关节炎等疾病均可归属于中医痹病。

无论是传统X线检查、CT还是MRI，在骨肌系统检查方面都有巨大优势，是诊断、监测病情进展以及评估病变严重程度、并发症、治疗效果的主要手段。中医的针灸、推拿等治疗方法对于颈、肩、腰腿痛以及痹病、痿病都有明显治疗效果。目前，除了诊断需求，还有很多临床医生及研究者急需在中医辨证中加入影像检查这种比较客观的辨证要素，这样也势必会提高中医辨证的准确性和可重复性。

近年来，随着影像新技术及人工智能（AI）的不断发展，影像诊断更加精准，从疾病的形态学诊断发展到疾病的功能诊断，从大体形态诊断发展到分子水平诊断以及定性和定量诊断。高分辨率 MRI 实现了关节各向同性薄层重建，为骨肌的小结构提供了更优的图像质量和更高的诊断效能，为评估肩关节盂唇损伤提供了重要参考；T_2 mapping 对关节软骨成像具有优势，为软骨损伤提供了重要依据。磁共振质子密度脂肪分数成像（PDFF）对骨质疏松性椎体骨折患者有更高的价值，PDFF 值可以作为骨质疏松症的生物标志用于区分骨质疏松性椎体骨折与创伤性椎体骨折。AI 的发展，使得在例如肋骨骨折、手舟骨骨折以及骶髂关节炎、股骨头缺血坏死等方面诊断效率提高的同时诊断准确性也增加了。

第二节　脊椎退行性变

脊椎退行性变（Spinal Degeneration）是由自身因素、外界因素和遗传因素共同作用引起机体骨质和软组织功能与结构发生慢性增生变性的一种疾病，能够影响脊柱正常功能，病情严重时需行手术治疗。病理上，脊椎退行性变包括椎间盘、椎间关节、韧带和椎体等的退行性变，以下位颈椎和下位腰椎最易受累。脊椎退行性变主要包括：①椎间盘退行性变：纤维环退变、软骨终板退行性变、髓核退变；②椎间关节退行性变：椎间关节异常活动和失稳；③韧带退行性变：脊椎失稳引起周围韧带受力增加，出现纤维增生、硬化、钙化或骨化；④脊椎骨骼改变：椎间盘变性可引起相邻椎体发生骨髓水肿、脂肪沉积、骨质增生肥大等；⑤继发性改变：椎管、椎间孔及侧隐窝发生继发性狭窄，甚至脊椎滑脱等。中医痹证类似于脊柱退行性病变。中医针灸、推拿及中药内服外用等方法对于改善症状、提高预后有着强大的效果。本节将重点阐述颈椎病与椎间盘突出。

一、颈椎病

概　述

颈椎病（Cervical Spondylopathy）又称颈椎综合征，相当于中医学之"颈痹病""肩颈痛"等范畴，是西医的颈椎骨关节炎、增生性颈椎炎、颈神经根综合征、颈椎间盘脱出症的总称，是脊椎退行性变最具代表性的疾病之一，主要是由于颈椎长期劳损、骨质增生，或椎间盘脱出，韧带增厚，致使颈椎脊髓、神经根或椎动脉受压，出现一系列功能障碍的临床综合征。颈椎病是老年人的常见病、多发病和难治性疾病。颈椎病的中医辨证施治针对患者的发病机制实行个性化治疗方案，机动灵活，疗效可靠，较西医和手术治疗具有很大优势。综合各类型的颈椎病中医治疗临床观察发现，中医治疗颈椎病疗效明显，疗效率可达 74%~95%。

中医病因病机

颈椎病在中医学归属于"颈痹""眩晕"范畴，为风、寒、湿三气杂至，合而为痹。本病的外部病因可为慢性劳损、局部刺激、颈椎退化或先天发育改变。本病可分为急性期、缓解期、康复期。中医认为本病常因年老体衰，肝肾不足，筋骨失养；或久坐耗气，筋骨劳损；或感受外邪，客于经脉，或扭搓损伤，气血瘀滞，经脉痹阻不通所致。本病辨证为痹痛型、气滞血瘀型、肝阳挟痰型、肝肾亏虚型、气血两虚型。中医针灸推拿治疗时，除需要辨证论治，还常常通过临床表现以及影像手段（DR、CT 以及 MRI）排除颈椎骨折、肿瘤、结核、先天畸形等病症。

检查方法

DR、CT 和 MRI 是临床检查颈椎病的主要影像学方法。DR 价格低廉，CT 成像速度较快、密度分辨率高，MRI 扫描软组织分辨率高，可多方位、多序列进行成像。DR 常采用颈椎 7 位摄片（正、侧、双斜、过伸、过曲及张口位），CT 在常规平扫的基础上可行多种图像后处理，可准确评价椎间孔狭窄的病变位置、发病原因和狭窄。MRI 和 CT 检查均可有效显示颈椎椎间盘突出与椎管狭窄，但 MRI 检查的诊断准确率更高，且能显示脊髓受压、脊髓病变、纤维椎管狭窄与颈椎间盘脱出。扩散张量成像（DTI）在检测脊髓受损上较常规 MRI 更敏感；对于神经根型颈椎病，CT 具有较高的诊断率和椎间孔狭窄检出率。对于脊髓型颈椎病，传统 MRI 在疾病早期无法进行量化分析，多模态 MRI，如，DTI、DKI 等可显示纤维束及灰质的受损情况，神经突方向离散度和密度成像（NODDI）技术可有效揭示轴突及树突等脊髓的显微结构。

影像表现

由于颈椎病是多种病变的综合表现，影像学表现较为复杂，常包括椎间盘改变、椎体改变、椎小关节改变、椎间孔改变、韧带改变、颈椎排列关系改变、椎管改变及邻近椎动脉的改变：

1. 椎间盘改变：包括椎间盘变扁，髓核积气，软骨板下积气，椎间盘钙化、膨出、突出、脱出等。基于腰椎间盘内部的水分随年龄的增长逐渐流失，椎间盘部位的脆性逐渐增大，在慢性劳损下椎间盘发生相应改变。主要影像表现为椎间盘密度/信号减低、形态不规则，可继发椎管狭窄及椎间孔受压。

2. 椎体改变：往往与椎间盘改变同时存在，包括骨质增生硬化、Schmorl 结节等。由于颈椎边缘细胞受到外界刺激后，代谢活力增强，导致调节机制紊乱，引起椎体边缘的骨质增生及椎体关节面侧的骨质吸收破坏。影像表现为椎体边缘的骨刺影以及椎体对面侧的结节状凹陷，可继发椎间孔变窄变形及椎动脉的受压变窄。

3. 椎小关节改变：包括关节间隙变窄及关节面增生硬化，主要指钩椎关节与椎弓关节，是由关节骨软化变形、修复不良和关节结构的破坏所导致。影像表现为椎体面骨质密度增高、关节间隙变窄。

4. 韧带改变：指包括黄韧带、后纵韧带、项韧带的肥厚、钙化，由于韧带的胶原纤维和

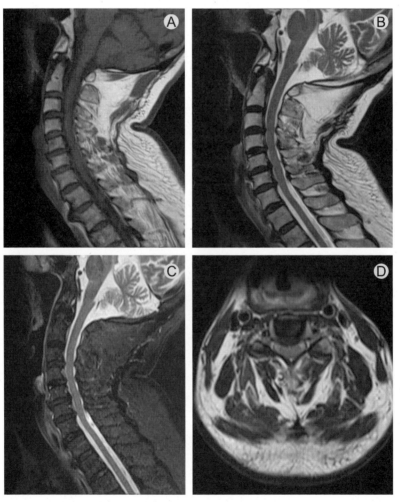

图 7-1　颈椎病

颈椎椎体边缘骨质增生，颈 3/4 至颈 6/7 椎间盘突出，相应平面黄韧带增厚。

弹力纤维的数量和结构发生变化，使韧带的弹性下降，最终破坏了颈椎的稳定性，影像可直接显示韧带增厚程度及钙化范围。

影像与中医

影像学检查在颈椎病的诊断、病情分级及疗效评估等方面均有重要的临床价值，以磁共振为代表的，集形态学、功能学为一体的检查技术是颈椎病相关研究不可或缺的评估方法。有学者通过对比不同中医分型颈椎病患者的 CT 及 MRI 影像学表现，发现风寒湿型患者的 CT 表现以曲度发生变化、韧带出现钙化为主，气滞血瘀型患者以椎间孔、椎间隙变异为主，痰湿阻络型患者以钩椎增生为主，肝肾不足型患者以椎间盘突出为主，气血亏虚型患者的影像学特征不明显。因此，将 CT 及 MRI 影像诊断技术用于颈椎病的中医辨证分型有助于提高诊断水平，对于指导中医药治疗颈椎病有重要意义。随着影像技术的发展，特别是磁共振高级功能成像的应用，影像检查必将在颈椎病的中医方面研究发挥重要作用。

二、椎间盘突出症

概　述

椎间盘突出症（Disc Herniation）是指因椎间盘退化或压力增大引起髓核内压力增高，致使纤维环内层破裂，中层及外层膨隆的一系列临床表现及体征。本病主要是由于椎间盘本身发生退行性病变，加上某种外因，如外伤、慢性劳损以及感受寒湿等因素综合作用所致，主要表现为腰痛及下肢放射性神经痛，或呈轻微钝痛，或呈急骤锐利的刺痛样，休息后可缓解，活动时加重。中医从整体出发，针对性治疗，基于辨证分型，以治疗症状为主，采用内服药物、外敷膏药、针灸、推拿等方法，可有效缓解疼痛症状。

中医病因病机

椎间盘突出症属于中医的"痹病"范畴，神经根长期受压导致所支配的肌肉出现肌力减退、肌萎缩则属于中医学的"痿证"范畴。在中医辨证分型的分析上，其病因病机主要有以下几个方面：①气滞血瘀型：这类患者绝大多数有外伤史，且伤后的静脉出现破损，导致经络瘀阻，最终气血不畅，产生疼痛。②风寒湿滞型：这类患者的主要特点为邪气潴留经络，反复外受五邪而感，且经久不散，导致气血不通，其脉表现为沉缓而弦，出现腰腿酸麻胀痛

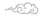

之感，且难以远走和持久运动。③湿热痰滞型：这类患者的主要特点为体质偏虚，且脾虚乏力，湿热燥滞，时间一久便会出现湿燥化热的症状，同时伴有肌肤麻木和腰腿沉重等症状。④肝肾亏虚型：这类患者的主要特点为身体长期处在微恙的状态，肝肾不和，导致精血两亏，无法滋养静脉，致使其出现枯槁情况，最终导致长时间的腰腿疼痛。

检查方法

DR 能够明确反映脊柱弧度、椎体及椎间隙改变等情况，可对椎间盘的整体突出状况进行预判。CT 扫描能显示椎间盘具体形态，准确反映硬膜囊、神经根与椎间盘位置之间的相互关系。MRI 对软组织显影优于 CT，且椎间盘信号高低可反映其退变程度。对于椎间盘突出，优先考虑 MRI 检查。目前，DTI 对于椎间盘的研究主要体现在定量化和可视化，DTI 不仅可以观察腰椎间盘突出的形态位置，还可以微观反映椎间盘的退变，并可多方位立体地观察腰骶神经根的受压情况。T_2 mapping 成像可以通过 T_2 值的测量来定量检测早期腰椎间盘的退变，实时定量监测腰椎间盘的退变进程。

影像表现

椎间盘突出症的进展过程包括髓核脱水、髓核纤维变性、纤维环裂隙、椎间盘膨出、椎间盘突出、椎间盘脱出等。

1. 椎间盘变性：正常的椎间盘由中央的髓核及周围的纤维环构成，随着年龄的增长，椎间盘逐渐退行性变，表现为髓核脱水、纤维变性，于 MRI 上表现为 T_2WI 信号逐渐减低。

2. 纤维环裂隙：因外伤或长期不良体位，导致纤维环部分撕裂，形成纤维环裂缝，于 MRI 上表现为纤维环内 T_2WI 高信号影，代表着液体渗出或肉芽组织形成，增强扫描可强化。

3. 椎间盘膨出：椎间盘退行性变，髓核体积缩小而不能充盈纤维环，失去弹性的纤维环承受的压力增加，高度下降，纤维环周边膨出，椎间盘直径增大、边缘超过椎体的边缘，形成椎间盘膨出，而髓核位置大致正常，影像表现为纤维环均匀超出椎体终板边缘。

4. 椎间盘突出：当外伤或退行性变使椎间盘压力增加时，髓核从纤维环的薄弱处或破裂处突出，于影像上表现为椎间盘局部超过椎体的边缘。按椎间盘突出方向，影像上将椎间盘突出分为中央型、旁中央型、椎间孔型、椎间孔外型、前方突出型、椎体内突出型等。

5. 椎间盘脱出：是椎间盘突出的进一步发展，突出部分远离突出位点，与髓核母体无联系。MRI 表现为 T_2WI 高信号的髓核突出于低信号的纤维环之外。

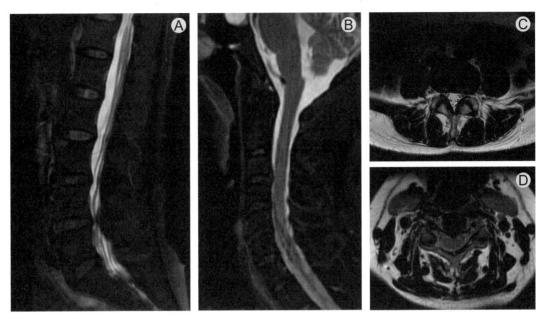

图 7-2 椎间盘突出

颈腰椎椎体边缘骨质增生，腰 3/4、腰 4/5 椎间盘膨出，腰 5/骶 1、颈 3/4 椎间盘突出。

影像与中医

　　椎间盘突出症的中医治疗方案多种多样，如热敷、理疗、推拿、针灸等等，但是上述治疗方式存在局限性，即便见效，疾病也很容易复发。对于不同证型的患者，需要基于影像图像来进行对症治疗。研究表明：气滞血瘀型患者多见椎体骨质增生，椎间孔狭窄，而且常出现生理曲度变直；风寒湿滞型患者多见椎管狭窄；湿热痰滞型患者多见骨质增生样变和生理曲度变直；肝肾亏虚型患者并发症较为复杂，脊柱的曲度改变、椎管狭窄及骨质增生多见。充分应用 CT、MRI 影像学检查方法，可为椎间盘膨出/突出的中医辨证分型提供可靠的依据，再结合临床资料，可以作出比较正确的中医证型诊断，同时还有助于制订较为客观的疗效观察指标。

第三节　腰肌劳损

概　述

腰肌劳损（Lumbar Muscle Degeneration）又称"功能性腰痛"或"腰背肌筋膜炎"等，主要是指腰骶部肌肉、筋膜等软组织的慢性损伤。腰肌劳损在慢性腰痛中占比最大。慢性腰部劳损包括腰肌劳损、腰背筋膜劳损、棘上和棘间韧带劳损、髂腰韧带劳损、腰骶劳损、骶髂关节劳损等，好发于青壮年，以劳动者最为多见。劳损多为慢性发病，症状时轻时重，一般休息后好转，劳累后加重，不能久坐久站，须经常变换体位。中医治疗腰肌劳损具有其独到之处，手段较多，包括针刺疗法、手法推拿、小针刀疗法、中药外敷等，在缓解疼痛方面效果可靠。

中医病因病机

腰肌劳损在中医学上属于"筋伤""痹证""腰痛"等范畴，中医学对于其病因、病机、诊断以及治疗的研究由来已久。腰肌劳损主要是因为长期的劳累，造成腰背部的气血运行不畅，太阳筋脉受阻，导致经筋不畅，气血凝滞，脉络不通，不通则痛；外因是慢性劳损、感受外邪及外伤迁延等，内因是肾肝亏虚、血气不足等。在临床诊疗中，中医常使用的方法有外用中药、中药内治、刮痧、拔罐、针灸、推拿等，中医药在腰肌劳损的治疗方面有较大特色并已取得较好的临床疗效。

检查方法

MRI是诊断腰肌劳损的主要手段，因为腰肌劳损主要累及肌肉、筋膜等软组织，而MRI具有良好的软组织分辨力，可以明确腰肌劳损的病因，例如肌肉的慢性水肿、骨髓水肿及筋膜韧带的损伤及水肿情况，且可以多方位、多序列成像，多方位显示解剖结构，对于判断腰肌劳损的严重程度有较高价值。

影像表现

腰肌劳损的主要影像学表现包括肌筋膜炎及肌间隙脂肪浸润。

1. 肌筋膜炎：是腰肌劳损的特征性影像学表现，因肌肉、韧带及筋膜挫伤，导致肌间隙和肌骨间隙的组织液渗出，组织粘连和积液，于 MRI 上表现为腰背部肌肉和筋膜的水肿信号，具体表现为腰背部皮下、腰肌及筋膜下线状、条状或片状的 T_1WI 低信号、T_2WI 高信号影。

2. 肌间隙脂肪浸润：腰背部肌肉长期处于疲劳状态会导致其形态学发生改变，表现为肌肉的萎缩，肌肉边缘轮廓模糊和凹陷，肌间隙脂肪浸润，于 MRI 上表现为肌间隙内脂肪信号增多。肌间隙的脂肪浸润可分为三度：Ⅰ度浸润表现为肌间隙显示不清或仅能显示线状、点状间隙扩大；Ⅱ度浸润表现为多灶性间隙扩大伴脂肪信号；Ⅲ度浸润表现为肌间隙呈羽毛状或网格状增宽。

肌间隙脂肪浸润的程度及肌筋膜炎的范围可作为腰肌劳损临床进展程度的评价指标。

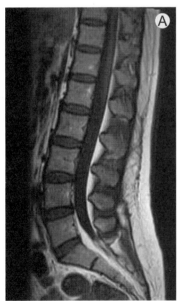 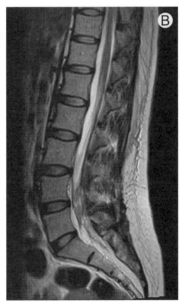 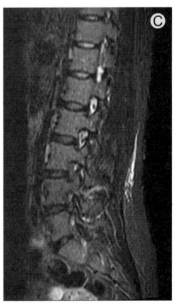

图 7-3　腰肌劳损
腰背部皮下筋膜增厚、肿胀，呈 T_1WI 低信号、T_2WI 高信号。

影像与中医

  MRI 具有较高的软组织对比度，在软组织病变的显示方面优于其他影像学检查，可在腰肌劳损中医辨证分型研究及疗效评估方面发挥重要作用。腰肌劳损按《中医病证诊断疗效标准》分为寒湿型、湿热型、肾虚型、瘀血型等四型，可通过肌间隙的脂肪浸润程度、肌筋膜炎的累及部位及范围等指标进行腰肌劳损辨证分型的相关研究。有学者对慢性腰肌劳损患者中医药治疗前后的 MRI 表现进行分析、总结，得出 MRI 可以为腰肌劳损患者的诊断、治疗后的评估提供客观依据。另外，MRI 定量技术如 IDEAL-IQ，可实现肌肉组织内脂肪含量的定量评估，可作为腰肌劳损中医相关研究提供循证学依据。

第四节 强直性脊柱炎

概 述

强直性脊柱炎（Ankylosing Spondylitis，AS）是炎症介导的主要累及中轴关节的慢性风湿性疾病，为血清阴性脊柱关节病的原型。AS 具有起病隐匿、病程长、缠绵难愈的特点，有较高的致残性，严重影响人类健康。本病好发于青少年男性，有一定的家族遗传倾向，一般累及范围广泛，以中轴关节受累为主，常表现为腰背部或腰骶部的疼痛及晨僵，活动后减轻，晚期可造成腰背部强直、活动受限。中医依据证而论治，以滋补肝肾、补肾强督、扶正祛邪为基本原则，可有效改善 AS 的腰背僵硬、疼痛、强直等症状，提高患者的生存质量。

中医病因病机

中医认为 AS 属中医学"肾痹""痿痹""骨痹""督脉病"范畴。范欧阳根据中医经典《内经》"阳气者，精则养神，柔则养筋，开阖不得，寒气从之，乃生大偻"而确立其病痹在体为骨，在脏为肾。目前各位医家对 AS 的辨证分型还未统一，但多数学者认为患者多为先天禀赋不足、肝肾亏虚，风、寒、湿、热邪及痰瘀杂合而患病。

检查方法

DR 因关节面重叠效应的影响，仅对 AS Ⅲ 级或 Ⅳ 级具有较高的检出率，对 Ⅱ 级以下病变检出率较差。CT 利用多平面重组和窗技术，可以多角度观察骶髂关节病变，清晰显示病变的细节特点，除了能观察骨质的病变及结构变化，还能观察到软组织的改变。MRI 能更加全面、清晰地显示患者软骨的病变，从而提高 AS 分级的准确率，且对关节间隙狭窄或增宽、关节强直、软组织肿胀的检出率显著高于 CT。DCE-MRI、IVIM、DKI 和局灶脂肪沉积的 MRI 研究可用于对 AS 急性期进行定量评估，能够更全面地分析 AS 急性期的骨髓微环境改变，为病情评估提供更为可靠的依据。

影像表现

AS 为全身系统性疾病，累及范围广泛，影像学表现较为复杂，常常包括骶髂关节炎、脊柱韧带附着点炎、脊柱强直等。

1. 骶髂关节炎：①0 至 I 级（早期）主要表现为骶髂关节滑膜炎及关节旁的骨髓水肿；②Ⅱ至Ⅲ级（进展期）主要表现为关节软骨及软骨下骨的侵蚀、破坏，及软骨下骨的骨质增生硬化；③Ⅳ级（晚期）主要表现为关节软骨纤维化，分化为成熟的骨小梁，无明显的炎性改变，关节腔消失。

2. 脊柱韧带附着点炎：表现为肌腱韧带附着点处的水肿，多发生于棘上韧带、棘间韧带、黄韧带，后期后纵韧带及黄韧带的钙化可造成椎管狭窄。

3. 脊柱强直：脊柱韧带、椎间纤维环骨化、骨赘骨桥形成，椎体方形变，脊柱整体呈"竹节样"改变，为 AS 晚期改变。

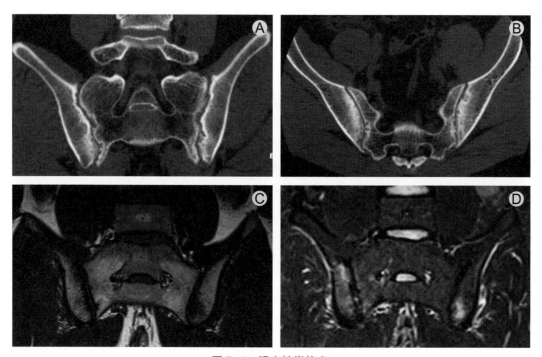

图 7-4　强直性脊柱炎

双侧骶髂关节间隙变窄，关节软骨及软骨下骨质破坏，呈斑片状 CT 低密度、T_1WI 低信号、T_2WI 高信号影，符合Ⅱ至Ⅲ级骶髂关节炎影像表现。

影像与中医

　　AS 的辨证分型分类多样、主观性较大，目前缺乏一个固定的科学分类，但是大多数学者认为湿热痹阻证、寒湿痹阻证和肝肾亏虚证是 AS 最常见的证型。AS 中医证型与 AS 影像学表现有着一定的内在规律，随着 AS 病情的进展，证型上表现为由湿热痹阻证到寒湿痹阻证、再到肝肾亏虚证的演化，而其 AS 影像学表现则呈现出从骶髂关节水肿到软骨下骨破坏到纤维化、骨化的过程，可见 AS 影像学可以反映 AS 中医证型的演变过程，对中医辨证分型有一定的指导意义，对 AS 的中医治疗和了解其病情进展意义重大。磁共振新技术，如 DWI、T_2 mapping、DCE-MRI、磁共振脂肪定量技术等定量分析参数可用于 AS 的病情评估及疗效评价。

第五节　外伤骨折

概　述

外伤骨折（Traumatic Fracture）为骨科常见骨折类型，且人体很多部位均可出现骨折，致病因素主要为意外或突发暴力。患者伴随骨折部位剧烈疼痛的同时极易产生一些负性情绪，加之体内出现气血紊乱、气机失调，造成气滞血瘀等不良状况，对康复及生活质量产生极大影响。临床上传统西医的治疗原则为骨折复位、固定及功能锻炼，而中医的治疗原则为夹板固定后辅以中药内服外敷。

中医病因病机

对外伤骨折的中医辨证，以"三期五证"为基点出发：

1. 三期：①骨折初期：骨折后 1～2 周，骨断筋伤，血离经脉，瘀积不散，经络受阻，气血凝滞，如损伤较重，瘀血过多，应防止其瘀血流注脏腑而出现昏沉不醒等症状；②骨折中期：骨折后 3～6 周，肿胀渐消，疼痛减轻，血瘀未尽，骨尚未连接；③骨折后期：骨折后 7～12 周，虽有骨痂生成，但仍气血不足，治宜强筋健骨，补气养血。

2. 辨证分型：①气滞血瘀，伤肢肿胀，剧烈刺痛，瘀斑，拒按，舌质暗红，舌下络脉瘀阻，苔薄白，脉弦紧；②热毒炽盛，伤肢红肿、高热、触痛，烦躁不安，伤口疼痛较明显，拒按，大便秘结，舌暗红，苔黄厚腻，脉弦数；③气虚血瘀，伤肢肿胀不明显，刺痛拒按，少气懒言，气短息弱，神疲乏力，多伴贫血，舌淡暗，苔白腻，脉弦细；④脾肾阳虚，伤肢隐隐作痛，腰背冷痛，下肢痿弱，肌肉萎缩瘦削，神疲乏力，面色淡白，少气懒言，或有头昏目眩，自汗，心悸失眠，舌黯红，苔薄白，脉细弱；⑤肝肾阴虚，伤肢隐隐作痛，面色潮红，咽干口燥，腰酸腿软，健忘耳鸣，头昏目眩，四肢无力，失眠多梦，大便干结，小便频数，舌红少苔，脉弦数。

◈ **检查方法** ◈

DR 是诊断、观察骨折并指导临床治疗最简便有效且常用的方法，可以帮助了解骨折的类型和骨折移位情况，是骨折随访的常规手段。CT 便于发现细微骨折及隐匿骨折，其多种模式的后处理更有利于指导骨折治疗，因此，对于小关节和胸部肋骨骨折推荐 CT 为首选检查

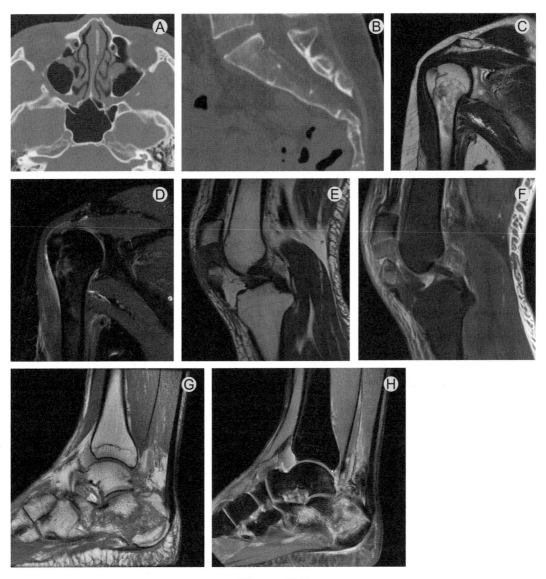

图 7-5　骨折

鼻骨左侧骨折（A）；骶 4 椎体陈旧性骨折（周围骨痂形成）（B）；右侧肱骨大结节骨折并邻近骨髓水肿（C、D）；左侧髌骨骨折、断端分离移位，周围软组织水肿（E、F）；右侧跟骨粉碎性骨折并骨髓水肿，周围软组织肿胀（G、H）。

方法。对需要观察骨折部位的软组织、软性骨结构常用 MRI 检查，MRI 是隐匿性骨折最敏感的检测手段。骨盆及脊柱等部位的骨折常常需要结合 CT 和 MRI 检查，以明确骨折的具体部位、类型和骨髓、神经受压情况。

影像表现

骨折即骨的完整性和连续性中断，根据骨折程度和形态可分为不完全性骨折和完全性骨折。完全性骨折分为：横形骨折、斜形骨折、螺旋形骨折、粉碎性骨折、嵌插骨折、压缩性骨折、凹陷性骨折、骨骺分离。成人的骨折多为完全性骨折，当只有部分骨皮质、骨小梁断裂时，称为不完全骨折，仅表现为骨皮质的皱褶、成角、凹陷、裂痕和骨小梁中断。骨折移位和成角包括横向移位、断端嵌入、重叠移位、分离移位、成角、旋转移位。诊断骨折需关注骨折断端移位和断端成角情况。骨折复位后复查应着重分析骨折对位对线情况以及骨痂生长情况。

影像与中医

中西医结合治疗创伤性骨折内外兼顾，标本兼治，可有效促进骨折处骨痂形成，促进软组织修复，减小骨折愈合时间，显著提高临床疗效，改善患者生活质量。外伤骨折患者中，影像学检查是最为重要的检查方法之一，可在无创条件下了解患者外伤受损处的情况，为临床治疗提供重要指导。传统 X 线检查和螺旋 CT 检查在骨科外伤的诊断中各有优势，两者可互补，既可减轻患者经济负担，又可以提高诊断准确性。在中西医结合治疗外伤骨折不断探索的路上，影像分析不可或缺。

第六节 软组织损伤

软组织损伤（Soft Tissue Injury）主要是指人体受到扭伤、擦伤、挫伤、跌伤、撞击伤等钝性或锐性暴力撞击，强力扭转、牵拉压迫等造成皮肤以下骨骼之外的组织，如肌肉、韧带、筋膜、肌腱、滑膜、关节囊等以及周围神经、血管的急性损伤。本病的主要表现为受到损伤的部位会发生疼痛、肿胀，有些形成伤口和创面，严重时还会造成功能障碍。软组织损伤在中医骨伤科中属于"伤筋"范畴。急性软组织损伤多为瘀血阻滞所致，其主要病机为血瘀气滞、脉络不和。中医药治疗急性软组织损伤历史悠久，在长期实践中形成了动静结合、筋骨并重、内外兼治、分期用药的综合治疗体系，取得一定进展，本节重点介绍常见的肩关节、膝关节肌腱及韧带损伤。

一、肩袖撕裂

概 述

肩袖为肩关节囊外的肌肉、肌腱的韧带复合体，主要由四块肌肉及其肌腱构成，包括冈上肌、冈下肌、小圆肌和肩胛下肌。肩袖的韧带部分汇聚、融合，形成覆盖肱骨头的包鞘，附着或插入肱骨解剖颈或肱骨大小结节。肩袖撕裂（Rotatorcufftears）的主要原因包括肩关节退行性变、创伤和撞击。肩袖撕裂可分为部分撕裂和完全撕裂，以部分撕裂多见，临床上多见于50岁以上患者，主要表现为肩关节疼痛、活动受限、不能外展，病程较长者可出现冈上肌、冈下肌、三角肌萎缩。中医采用理筋手法、药物贴敷、针刺灸疗等多种疗法综合治疗损伤性病变，效果显著。

中医病因病机

肩袖损伤属中医学"痹证""肩痹"范畴，多因肝肾亏损，筋骨退变、劳损所致，外伤或感受风寒湿邪、劳伤筋骨等使痰湿交阻而加重病情。值得注意的是，肩袖损伤多有经筋损伤和结筋病灶，而且它们是引起或加重病情的重要原因。西医对肩袖损伤的病因有血运学说、退变学说、撞击学说及创伤学说四种主要论点。总之，肩袖损伤的内在因素是肩袖肌腱随增龄而出现的组织退化，以及其在解剖结构上存在乏血管区的固有弱点。而创伤与撞击则加速了肩袖的退化和促成了断裂的发生，上述四种因素在不同程度上造成了肩袖的退变过程。

检查方法

目前常用于评价肩袖损伤的主要检查方法是 CT 和 MRI。CT 检查的主要优势在于可以观察肩关节周围骨质情况，对骨质增生、关节间隙狭窄、关节游离体等显示较好，对肌肉肌腱的显示欠佳，但可以显示肌腱的钙化及骨化。MRI 检查对人体软组织分辨力高，对骨骼及软组织均有较高的分辨率，对肌肉、肌腱的损伤有优势，可明确撕裂的部位、范围、程度及伴发损伤，同时，还可以显示伴发的骨髓水肿、关节积液等。

影像表现

肩袖损伤急性期撕裂（部分性或完全性）在 T_2WI 上肌腱或肌肉呈局限性、线样或弥漫性高信号，肌腱局部连续性中断，以冈上肌肌腱异常改变多见。肩袖损伤完全性撕裂时，肌腱断端回缩，肌腹扭曲呈结节状，肩峰下—三角肌下滑液囊积液。肩袖损伤慢性期，撕裂区水肿减轻，在 T_2WI 上无高信号区，但由于肌肉的脂肪变性、萎缩，受损肌肉在 T_1WI 上呈高信号、体积缩小。另外，MRI 还可显示伴发的关节盂唇损伤，表现为关节盂唇连续性中断或消失。

影像与中医

肩袖损伤多有经筋损伤和结筋病灶，应在经脉辨证论治基础上，同时从经筋辨证论治角度着手治疗。随着 CT 及 MRI 影像诊断技术的发展，肩袖损伤患者的中医辨证分型与影像学相关性研究必将更加具有临床指导意义，对于指导中医药治疗肩袖损伤有重要意义。

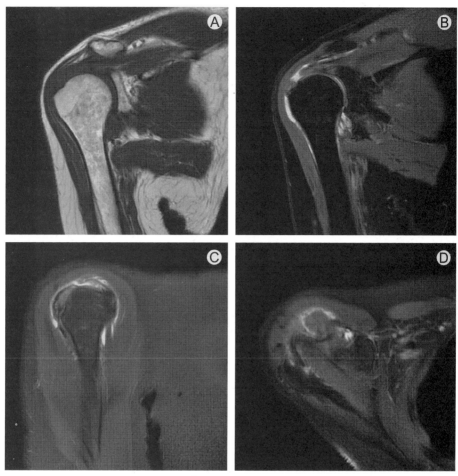

图 7-6 肩袖撕裂
右肩关节冈上肌腱撕裂，关节液填充撕裂间隙处，伴肱骨大结节骨髓水肿。

二、膝关节交叉韧带损伤

概　述

　　膝关节前、后交叉韧带通过与关节囊、侧副韧带等结构的协同作用，共同维护膝关节的稳定。膝关节交叉韧带损伤是由于暴力打击、跌仆创伤、扭伤、劳损或关节内游离体等所致。中医认为膝为筋之府，有众多筋膜、筋络、筋肉附着，易受到扭挫跌仆外力而损伤，伤后局部气血瘀凝阻滞，故使膝关节肿胀疼痛，活动受限。临床上主要表现为膝关节疼痛、肿胀和活动受限，膝关节抽屉试验阳性。交叉韧带损伤也常合并膝关节侧副韧带、半月板、股骨髁和胫骨平台损伤。中医采用理筋手法、药物贴敷、针刺灸疗等多种疗法综合治疗损伤性病变，效果显著。

交叉韧带损伤的中医机制同肩袖损伤。力学机制：前交叉韧带（ACL）的主要作用是限制胫骨前移位和辅助限制胫骨内旋，因此股骨过度外旋、胫骨过度内旋、膝关节过伸时，易造成 ACL 损伤，多见于滑雪、足球、跳远、高速蹬踢及其他类似的运动。后交叉韧带

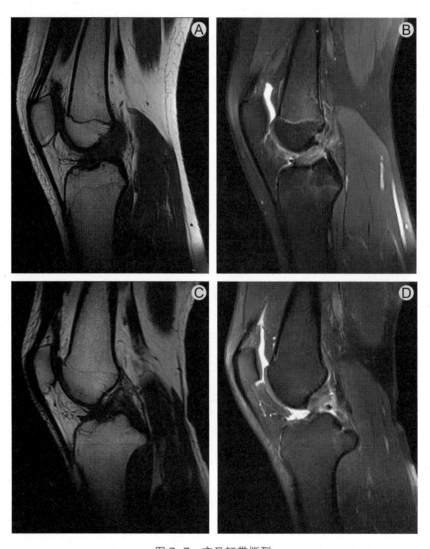

图 7-7　交叉韧带撕裂

右膝关节前交叉韧带肿胀、T$_2$WI 信号增高，断端挛缩、不连续（A、B）。右膝关节后交叉韧带肿胀、T$_2$WI 信号增高，断端挛缩、不连续（C、D）。

（PCL）的主要作用是防止胫骨后移，与 ACL 和侧副韧带协同限制膝关节的旋转运动，因此，膝关节屈曲位、重度外展或合并旋转时，易造成 PCL 损伤，多见于交通事故伤、压砸或屈膝坠落伤等。

检查方法

目前常用于评价膝关节损伤的主要检查方法是 CT 和 MRI。CT 检查的优势在于对骨折、膝关节骨质增生、关节间隙狭窄、关节游离体等显示较好，对肌肉肌腱的显示欠佳，但可以显示肌腱的钙化及骨化。MRI 检查对骨骼及软组织均有较好的分辨率，对肌肉、肌腱的损伤有优势，可明确撕裂的部位、范围、程度及伴发损伤，同时可以显示伴发的骨髓水肿、关节积液等。

影像表现

交叉韧带损伤可分为完全性撕裂和部分性撕裂，主要征象包括：韧带局灶性或弥漫性增厚、界限不清楚、轮廓不规则或扭曲呈波浪状、连续性中断、局灶性或弥漫性信号增高及韧带显示不清楚。韧带内在 T_1WI 上出现中等信号、T_2WI 上高信号时（合并或不合并连续性中断），多提示有撕裂。ACL 损伤，90% 位于韧带中段，7% 位于股骨端，3% 位于胫骨端附着部。PCL 损伤，63% 位于韧带中段，27% 位于近段，3% 位于远段，其余 7% 为 PCL 胫骨插入部撕脱伤（PCL 完整）。

影像与中医

膝关节交叉韧带损伤日久，中医学谓之"伤后痹证夹湿"，为经脉痹阻、气滞血瘀所致。随着 MRI 影像诊断技术的发展，MRI 高分辨率成像技术与交叉韧带损伤中医辨证分型的相关研究，对于指导中医药治疗膝关节交叉韧带损伤有重要意义。

第七节　骨质增生症

概　述

骨质增生症（Hyperosteogeny）又称增生性骨关节炎，是由于构成关节的软骨、椎间盘、韧带等软组织变性、退化，导致骨关节变形，引起关节疼痛等症状的一种疾病，多发于中老年人。骨质增生的部位不同使得本病的类型较为多样，一般以腰椎、颈椎、膝关节骨质增生多见，每种类型都有自己不同的症状与表现，而病因也各式各样。骨质增生症属中医的"痹证"范畴，亦称"骨痹"。中医膏药疗法、针刺疗法直接针对病症，可缓解疼痛，改善患者生活质量。

中医病因病机

中医认为本病的发生，以肝肾亏虚为病之本，劳损外伤、风寒湿热诸邪内侵为病之标，内外因综合作用而发病。本病的病理学表现为：不规则的软骨损害，在负重区域的软骨下骨硬化、囊肿，边缘骨赘增生，干骺端血流增加及不同程度的滑膜炎。本病的组织学表现为：早期软骨表面碎裂、软骨细胞增生、软骨面纵向裂开、结晶沉积，同时存在着软骨修复、骨赘增生；晚期出现软骨的彻底破坏，表现为软骨硬化、软骨消失及软骨下局灶性骨坏死。

检查方法

DR能够对关节骨质情况进行良好显像，能够较好地反映关节间隙狭窄、关节面边缘增生以及硬化等情况，通常用以初步判断病情，但对于早期关节软骨改变、韧带及半月板改变的诊断仍不够明确。CT三维图像重组能够从任意角度对关节面、关节囊和半月板改变情况进行观察，能给临床诊治提供更有价值的参考信息，对关节积液、滑膜改变、软骨改变、半月板变性、游离体等关节病变的检出率显著高于 DR。MRI 可清晰显示局部关节软骨退变、韧带慢性损伤、半月板退变的程度、游离体形成的数目、关节缘骨质增生及关节积液量的多少等状况，用以对膝关节退变的严重程度进行评估，为不同骨关节病变的鉴别诊断提供依据。T_2 mapping 成像获得的 T_2 值与软骨含水量有关，可间接测量细胞外基质的胶原含量；软骨磁共振延迟增强成像对软骨蛋白多糖含量特异度及敏感度较高；DWI 测量细胞外基质内水分子 ADC 值可反映软骨组织成分变化，这些 MRI 技术均可对退行性关节病提供精准的诊断依据。

【影像表现】

以膝关节为例，骨质增生症的主要影像表现包括关节软骨退行性变、软骨下骨硬化、软骨下骨囊变、关节滑膜增厚等：

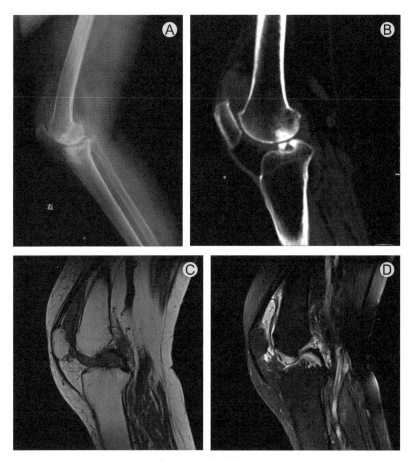

图 7-8　骨质增生

右膝关节面密度增高变白，边缘伴骨赘形成，关节面下骨质吸收、囊变，关节腔积液，关节间隙变窄。

1. 关节软骨退行性变：因关节磨损、损伤、应力等作用，早期负重区域关节软骨发生软化，活动时发生磨损，软骨发生碎裂、剥脱，于 MRI 表现为关节软骨变薄甚至缺失。

2. 软骨下骨硬化：关节软骨损伤致使软骨下骨外露，磨损小的外周软骨面出现增殖和肥厚，通过软骨内化骨而形成骨赘，于影像上表现为骨质密度增高、骨赘形成。

3. 软骨下骨囊变：磨损较大的中央部分软骨下骨发生萎缩，出现囊腔样病变，于影像上表现为囊片状低密度影或液性信号影。

4. 关节滑膜增厚：慢性损伤致使滑膜增殖、水肿，出现膝关节内积液，积液含有较多的黏蛋白，比较黏稠，于 MRI 上表现为关节腔积液，内伴条片状 T_2WI 低信号影。

影像与中医

中医在辨证分型上，一般主张分为虚实两大类，虚证包括肝肾阴虚和气血虚弱型，实证包括风湿寒邪侵袭、痰湿内阻和气滞血瘀型。目前有研究探讨颈椎病 CT、MRI 影像学表现与中医分型的相关性，发现风寒湿型者以颈部生理曲度改变、韧带钙化、关节增生为主，表明影像检查技术可实现骨质增生症的辨证分型研究。同时，影像检查可直观显示骨质增生的部位及程度，对治疗方案的选择以及可能的作用机制研究提供客观依据，对于治疗骨质增生具有很高的临床价值。

第八节 骨质疏松症

　　骨质疏松症（Osteoporosis，OP）是指骨量减少、骨的微观结构退化，致使骨的脆性增加以及易于发生骨折的一种全身性骨骼疾病。OP 分为原发性骨质疏松症（POP）及继发性骨质疏松症，POP 又分为绝经后骨质疏松症和老年性骨质疏松症。目前，OP 被认为是世界发病率最高的疾病之一，其保健花费相对较高，临床以疼痛、身高降低、骨折易发为主要表现。中医提倡"未病先防，既病防变"，骨量减少是 OP 的前期状态，针对骨量减少的流行病学研究对于预防和治疗 OP 有一定的价值。

　　OP 的发生发展可以看作是机体衰老过程在骨代谢方面的体现，中医将 OP 归属于"骨痿""骨枯""骨痹"范畴。肾为先天之本，主藏精，精生髓，髓养骨，故骨为肾之所主，肾精的盛衰与骨的生长、发育、强盛、衰弱的全过程密切相关。在病理情况下，肾虚导致精亏，精亏导致髓缺乏、失养，而成骨髓空虚的 OP。肾精亏虚是 OP 发病的根本原因，而血瘀是发病的重要环节，肾虚与血瘀二者的共同作用加速了 OP 的发生发展。肾虚血瘀贯穿骨质疏松症的整个疾病发展过程，是 OP 最主要、最常见的病因病机。

　　DR、CT、MRI、核医学等影像检查方法以及双能 X 线吸收法（DXA）、QCT 等骨密度测量是 OP 诊断、风险预测和疗效评价的主要依据。DR 是 OP 最经济、最常用的检查方法。CT 也是诊断 OP 常用的影像学检查方法，可以进行多平面重组，显示细微骨折更敏感，同时，

CT 检查在鉴别 OP 与骨肿瘤等其他骨病变方面很有帮助。MRI 无辐射，组织对比度高，可灵敏地显示骨髓早期改变，并可用于显示骨髓水肿，在显示细微骨折以及与骨肿瘤和感染的鉴别方面有独特优势；MRI 的脂肪抑制序列可以精准测量骨髓的脂肪含量，可以用于 OP 的评价和研究。

◆◇【影像表现】◇◆

OP 的 DR 表现主要是骨质密度普遍性减低，长骨可见骨松质中骨小梁纤细、数目减少、间隙增宽，骨皮质变薄。在脊椎，椎体内横形骨小梁减少而纵形骨小梁相对明显，骨皮质变薄。严重时，椎体内纵形骨小梁结构逐渐减少，椎体变扁，而椎间隙相对增宽，其上下缘内凹，导致椎体呈鱼脊样改变。疏松的长骨易发生骨折，椎体可被压缩呈楔状改变。OP 的 CT

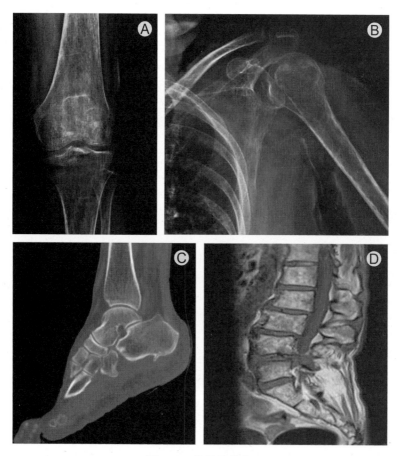

图 7-9 骨质疏松症

左膝关节、左肩关节及右踝关节组成骨的骨质密度弥漫性减低，局部骨皮质变薄，骨小梁稀疏（A、B、C），MRI 示腰椎椎体骨髓 T_1WI 信号不均匀增高，提示黄骨髓量增多（D）。

表现和征象评价与 DR 表现基本相同。

MRI 除可见骨外形的改变外，对于老年性 OP，由于骨小梁变细、数量减少，以及黄骨髓增多、红骨髓减少，骨髓在 T_1WI 和 T_2WI 上信号增高。骨皮质疏松表现为低信号的皮质内出现异常的等信号区，此为哈氏管扩张和黄骨髓侵入所致。炎症、外伤等所致周围骨质疏松区，因局部充血、水肿而表现为边界模糊的 T_1WI 低和 T_2WI 高信号改变。

影像与中医

OP 因其发病缓慢、症状不明显，多不能引起人们足够的重视。若患者出现骨折，可严重影响健康，甚至致残、致死。因此，本病的预防是关键所在。中医药防治原发性 OP 的原则是"辨证施治，整体调节，防治结合"，依据原发性 OP 的中医证候遣方用药，达到"改善临床症状，延缓骨量丢失，或增加骨量，降低骨折风险，提高生存质量"的目的。骨密度测量结果是 OP 诊断、风险预测和疗效评价的主要依据。骨密度值可判断骨量，为能够体现不同程度 OP 的一个相对客观指标。常用的骨密度测量技术主要包括 DXA 和 QCT 等。DXA 是目前应用广、认可度高的骨密度测量方法，但其测量结果具有相对的局限性，DXA 检测的是由骨皮质和骨松质形成的综合骨密度，易导致结果出现假性增高的阳性表现。QCT 具有采用常规 CT 技术方法测定在三维空间分布的骨组织密度的独特成像优势，使得测量结果具备优异的敏感性及精确性，近些年来中国各地区也广泛应用 QCT 进行骨密度测量及临床研究。

第九节 骨髓炎

骨髓炎（Osteomyelitis）为一类骨的感染和破坏性疾病，由需氧或厌氧菌、分枝杆菌、真菌引起。骨髓炎好发于椎骨、糖尿病患者的足部，或由于外伤或手术引起的穿透性骨损伤部位。骨髓炎是一种骨伤科常见疾病，毒气深沉、附着于骨，多发于机体不同部位，一般病程较长、易反复，难以根除，因此其治疗一直以来都是骨伤科领域的难题。祖国医学以整体观念、辨证论治为核心指导思想，准确把握个体差异，采用中药内服或外用等多种治疗方法，临床效果明显。

中医病因病机

中医将其归为"附骨疽""附骨痈""咬骨疽"等范畴。骨髓炎发病的原因多由于病后体虚，机体正气不足，余毒残留，趁机侵袭，正不胜邪，兼之湿热内感，邪毒窜泛入里，阻滞气血运行，经络闭塞不通，经脉气血凝滞，化腐成脓而致病成骨疽；或是内热炽盛，热毒流注，火毒深窜入骨，壅滞不行，久致湿热壅盛，热盛则肉腐化脓，蚀骨成疽；或肾中精气不足，阴寒之邪深袭，凝滞内郁；或寒湿之邪因人之虚，深袭伏结，郁久化热，湿热之邪凝滞经脉气血，化腐成脓而得；抑或是虫石金刃所伤，筋肉骨骼受损，脓毒炽盛，入骨成疽。

检查方法

目前 MRI 是用于诊断骨髓炎的主要手段，特别是对于急性骨髓炎的早期发现，可以显示骨质破坏前的早期感染征象。DR 对于慢性骨髓炎的广泛骨质增生、骨膜反应、死骨的显示较 MRI 具有优势，MRI 增强检查可以发现脓腔的大小，对手术有指导作用。

《 影像表现 》

骨髓炎可分为急性骨髓炎与慢性骨髓炎，其影像表现有一定差异。

1. 急性骨髓炎：因致病菌感染，导致局部骨质异常，早期以局部骨质疏松、骨髓水肿为主要影像表现，中晚期可见典型骨质破坏、死骨形成、骨膜新生骨，并伴有骨质破坏区周围的骨质增生，部分患者可见骨周软组织肿胀、脓肿及窦道形成。

2. 慢性骨髓炎：常见于急性骨髓炎迁延不愈发展而来，主要表现为皮质增厚、髓腔狭窄或闭塞、骨质硬化。骨外膜增生致骨干增粗，轮廓不规则；骨膜新生骨显著，骨内膜增生致髓腔变窄、闭塞消失。软组织以增生修复为主，形成局限性肿块，但在随访中逐渐变小，不同于肿瘤。

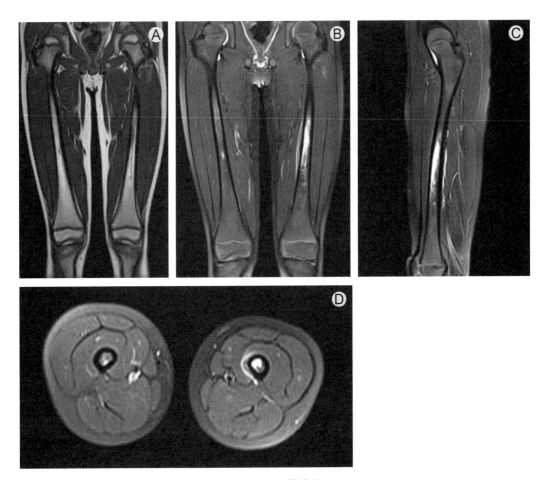

图 7-10 骨髓炎

左侧股骨干骨髓腔内斑片状 T_1WI 低信号、T_2WI 高信号影，边界欠清，骨皮质未见明显增厚及破坏，并可见少许骨膜反应。

《 影像与中医 》

　　根据《中华人民共和国中医药行业标准·中医病证诊断疗效标准》，将化脓性骨髓炎分为湿热瘀阻型、热毒炽盛型、脓毒蚀骨型三型，其 DR 表现分别为：①湿热瘀阻型，软组织弥漫性肿胀，肌肉脂肪线模糊，皮下脂肪层呈粗网状，偶见少许骨膜反应；②热毒炽盛型，有明显的骨膜反应，骨膜下脓肿形成，骨质破坏，可出现死腔、死骨，软组织肿胀逐渐减退，骨质增生硬化尚不明显，可发生病理骨折；③脓毒蚀骨型，有明显的骨质破坏、死骨、死腔，骨质增生硬化和骨膜增厚广泛明显。目前还没有相关学者对骨髓炎的中医辨证分型进行 MRI 表现的相关性研究，随着祖国医学的快速发展，MRI 影像表现与骨髓炎的辨证分型相关性研究势必具有很高的临床与科研价值。

第十节 颞下颌关节炎

概 述

颞下颌关节炎（Temporomandibular Arthritis）一般指颞下颌关节紊乱综合征，为口腔颌面部常见疾病，女性多见，多为双侧。颞下颌关节炎的临床表现为颞下颌关节区疼痛，张口或闭口时活动受限、关节弹响等。本质属于关节功能失调性疾病，一般预后良好，但因日常生活中咀嚼运动频繁，常反复发作，严重影响人们的生活质量。目前临床对颞下颌关节炎的治疗以恢复关节功能和生活质量为核心。中医以针刺、灸法、穴位注射、推拿等不同方法进行治疗，以达到疏经通络、缓解肌肉紧张、恢复颞下颌关节功能的目的，疗效良好，在颞下颌关节炎的治疗中具有非常重要的临床价值。

中医病因病机

颞下颌关节炎归属于中医学"痹证"范畴。痹证的主要致病因素为风、寒、湿三邪。痹证内因情志不畅，气血阻滞，或肝肾两虚，而引起气血亏虚，导致筋脉失于濡养，属中医"不荣则痛"；外因下颌受到外伤或风、寒、湿邪侵袭人体致气血运行不畅，从而发生血瘀、郁结、郁滞等病理变化，进而导致经络痹阻，筋脉拘急疼痛，出现关节运动障碍，属"不通则痛"。

检查方法

X线由于对骨组织显影较好，是最早应用于颞下颌关节病变的影像学检查方法。目前，常用的 DR 检查体位包括曲面体层片、许勒位片和髁突经咽侧位片。由于投照方法及显像区域的限制，当局限于表面软骨退行性病变时，DR 不能完整显示髁状突病变，因此颞下颌关节病变的 DR 检查手段已被 CT、MRI 所取代。CT 可利用多种重建技术反映骨质的细微变化，清晰显示骨质的破坏边界是否规则，边缘是否光滑，病变周围是否囊样变等。MRI 能清楚显示关节结节、关节窝、髁突、关节盘和盘后区组织的形态改变，关节有无炎症、渗出、是否造成关节盘穿孔等，是评价颞下颌关节的首选影像检查方法。

影像表现

随着颞下颌关节炎临床病程进展，其影像学表现包括颞下颌关节结构紊乱、颞下颌关节囊炎、颞下颌关节骨性关节病。

1. 颞下颌关节结构紊乱：主要是指颞下颌关节盘的移位，根据大开口时能否恢复正常的关节盘—髁突关系，可分为可复性盘前移位和不可复性盘前移位。正常情况下，闭口位时关节盘中间带位于关节结节后斜面与髁突前斜面之间（髁突头在关节盘中间带下方），盘后界线应在髁突顶附近（相当于髁突顶 12 点处）。当闭口位盘后界线与髁突 12 点位形成的夹角大于10°，髁突头不在关节盘中间带下方，则可判断为关节盘前移位。若最大开口位时关节盘中间带位于髁突头和关节结节之间，则为可复性盘前移位；若关节盘中间带仍位于髁突头前方，则为不可复性盘前移位。临床上以颞下颌关节盘前下移位最为常见。

2. 颞下颌关节囊炎：为关节滑膜损伤后滑液异常分泌和渗出并积聚在关节腔，主要表现为关节腔积液，以上关节腔积液常见。若上下关节腔同时出现积液，需要观察上下关节腔积液是否相通，这对判断关节盘穿孔和关节盘附着点撕裂有一定的间接提示意义。

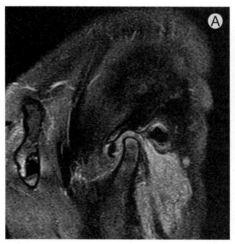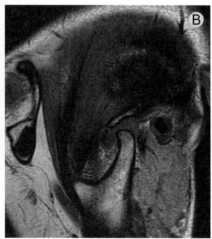

图 7-11　颞下颌关节炎

颞下颌关节囊少量积液，下颌骨髁突骨髓水肿，呈斑片状 T_1WI 低信号、T_2WI 高信号。

3. 颞下颌关节骨性关节病：常见于颞下颌关节炎的晚期，是一种反复、持续的关节内微小创伤所致的继发性骨关节病，主要发生在颞下颌关节的功能面，影像表现为下颌骨髁突和关节结节骨质增生硬化，下颌骨髁突前斜面骨质边缘模糊、变平、缺损，颞下颌关节间隙变窄，关节面下可见小囊变及骨髓水肿。

影像与中医

目前，医学影像学已经广泛应用于颞下颌关节炎的明确诊断、随访追踪、疗效评价中，尤其是 MRI 在关节盘形态、位置的动态观察方面对颞下颌关节炎的诊断具有十分重要的临床价值，而中药、针刺、灸法、穴位注射、推拿等治疗方法也已被证实可以松解颞下颌关节周围肌肉水肿、缓解疼痛、加速肌肉的血氧供应从而恢复关节功能活动。因此，笔者认为将影像学的成像方法用于颞下颌关节炎中医疗效评估方面切实可行，且目前还没有相关的研究，是影像医生与中医院口腔科医生共同努力的方向。

第十一节　肩周炎

肩周炎（Shoulder Periarthritis）是指肩关节囊和关节周围软组织损伤、退变而引起的慢性无菌性炎症，并致关节内外粘连的一种疾病。以肩关节部疼痛、运动功能障碍和肌肉萎缩为主要临床表现。根据肩周炎发病的病变过程，临床将其分为疼痛期、冻结期和恢复期。本病好发于 50 岁左右人群，女性发病率略高于男性。又因为患病以后，患者肩关节不能完成正常范围运动，似乎被冻结或凝固，故本病又被称为"冻结肩或肩凝症"。中医采用药物、按摩、针灸、功能锻炼等相结合的综合疗法，在肩周炎症状缓解及康复治疗中效果显著。

中医病因病机

肩周炎在中医称为"漏肩风""五十肩"，属中医"痹证"范畴，多由慢性劳损、外伤筋骨、气血不足，复感风寒湿邪所致。风寒湿邪侵袭肩部，阻滞肩部经脉，风性主动，则肩部窜痛、遇风寒痛增、得温痛缓、畏风惧寒，或肩部有沉重感。肩部外伤，或久病入络，气血瘀滞于肩部，则肩部肿胀、疼痛拒按，以夜间为甚。营卫虚弱，气血不足无以充养经脉，则肩膀酸痛、劳累后疼痛加重。

检查方法

DR、CT 及 MRI 检查均可对肩周炎病情进行评估。DR 只能对肩周炎的骨性结构损伤进行粗略评估，该检查需要拍摄肩关节正、侧（斜）位和冈上肌出口位。CT 检查在显示钙化性冈上肌肌腱炎上有优势，但是其软组织分辨率不及磁共振检查。MRI 成像通过冈上肌腱、冈下肌腱和肌筋膜厚度的测定能有效反映病情状况，诊断效果好。

◈ **影像表现** ◈

随着肩周炎的临床进展，其主要影像表现包括肩周软组织肿胀、关节滑膜增厚，关节腔积液及韧带钙化也随之发生变化，各临床阶段影像表现不典型。

1. 急性期（疼痛期）：各种诱因导致关节滑膜炎性浸润、组织液渗出及肩周软组织充血水肿。于 MRI 上表现为关节滑膜增厚、关节腔积液、肩周软组织肿胀。

2. 粘连期（冻结期）：急性疼痛期过后，疼痛可有所减轻，但由于肩部软组织变性、挛缩，局部血液、淋巴液循环不畅，组织代谢障碍，发生纤维性粘连性"冻肩"，关节活动明显受限。于影像上表现为关节滑膜进一步增厚、关节积液增多，而肩周软组织肿胀缓解，部分肌腱出现钙化斑。

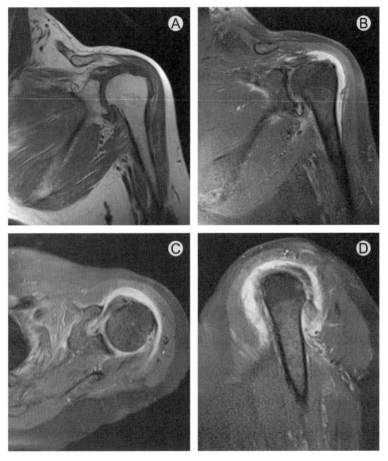

图 7-12 肩周炎

左肩关节滑膜增厚，关节腔积液，肩周软组织肿胀，呈 T_1WI 低信号、T_2WI 高信号。

3. 缓解期（解冻期）：通过治疗，部分患者肩部疼痛消减，肩关节的挛缩与粘连逐渐解除，功能恢复；部分患者未经有效治疗或怕痛不敢进行功能锻炼，致使肩关节周围肌肉萎缩，韧带挛缩、钙化，软组织广泛粘连，关节部分或完全"冻结"。患者恢复后异常影像表现逐渐缓解，而疾病进展的患者肌腱钙化进一步加重，可见致密钙化影。

4. 退行性改变：肩周炎常因肩关节退行性变而诱发，因此，影像上常伴随退行性变征象，包括骨质增生、骨质疏松、关节软骨变性、关节面下囊变及骨髓水肿等。

影像与中医

肩周炎的影像表现不典型，目前尚未形成确切的诊断标准，但可通过影像学特点进行中医辨证分型及中医疗效等相关研究。单双等学者在对 100 例肩周炎患者的 DR 及 MRI 资料进行分析时发现，气血亏虚型者占 58%，主要表现为钙化性肌腱炎、关节退行性改变、关节囊及滑囊积液、肩峰下脂肪性模糊且部分消失，仅 1 例表现为肩袖损伤，瘀滞型者可出现前述各种表现，风寒湿型者则出现除肩袖损伤外的各种表现。笔者认为，影像学检查更大的优势是应用于中医治疗疗效的评估及长期随访，因此，合理使用以 MRI 为代表的影像学检查技术，可有助于了解诱因，更有助于中西医结合治疗，帮助患者提高生活质量。

第十二节 类风湿性关节炎

概　述

类风湿关节炎（Rheumatoidarthritis，RA）是一种主要影响滑膜关节的免疫介导的全身炎性自身免疫性疾病，最常侵犯四肢小关节，引起全身关节对称性肿胀、疼痛及功能障碍。基本病理表现为滑膜衬里细胞增生、间质大量炎性细胞浸润，微血管新生，血管翳形成，并逐渐出现关节软骨和骨破坏，最终导致关节畸形和功能丧失。RA具有渐进性、反复发作的特点，现代医学认为RA的西医治疗如非类固醇抗炎药、糖皮质激素、抗风湿药和生物制剂的应用虽然可以减轻炎症反应、缓解疼痛，但是其产生的不良反应也较大。针灸、中药对RA具有双向调节免疫内分泌功能及显著镇痛功效，在RA治疗上有重要意义。

中医病因病机

中医学认为RA归属于"痹证"范畴。痹证的病机根本为邪气痹阻经脉，即风、寒、湿、热、痰、瘀等邪气滞留在肢体筋脉、关节、肌肉、经脉，气血痹阻不通，不通则痛；病理因素为风、寒、湿、热。病初以邪实为主，邪在经脉，累及筋骨、肌肉、关节。痹病日久，耗伤气血，损及肝肾，病理性质虚实相兼。部分患者肝肾气血大伤，而筋骨肌肉疼痛酸楚症状较轻，呈现以正虚为主的虚痹。痹证日久，容易出现下列三种病理变化：一是风寒湿痹或热痹日久不愈，气血运行不畅日甚，瘀血痰浊阻滞经络，出现皮肤瘀斑，关节周围结节、关节肿大畸形、屈伸不利等症；二是病久使正气耗伤，呈现不同程度的气血亏损或肝肾不足证候；三是痹证日久不愈，病邪由经络而累及脏腑，出现脏腑痹的证候。

DR 及 MRI 是早期 RA 常用的影像学检查方法。DR 检查仅可见关节周围软组织肿胀与骨端骨质疏松等非特异性表现，对 RA 的诊断价值有限。MRI 可提示骨髓水肿、滑膜炎、屈肌腱鞘炎、关节边缘的骨侵蚀及关节面下骨质小囊状改变，对早期 RA 的分类诊断及预后判断更具诊断价值。欧洲抗风湿病联盟（EULAR）认为 MRI 在诊断骨破坏方面优于 DR。质子密度加权频率衰减翻转恢复序列（PDW-SPAIR）及 T_1WI 增强扫描两种序列均可用来评价 RA 关节的活动性病变。

影像表现

RA 为全身系统性疾病，累及范围广，病程长，影像学表现多样，早期表现为关节滑膜的炎症反应，进展期出现血管翳增殖侵蚀软骨、肉芽组织，最终导致软骨破坏、纤维化、关

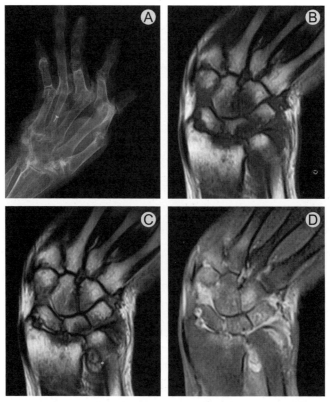

图 7-13　类风湿性关节炎

右手畸形，所示腕关节间隙变窄，关节腔积液，关节滑膜增厚，关节软骨下骨质囊变、骨髓水肿，呈 T_1WI 低信号、T_2WI 高信号，增强扫描呈明显强化。

节腔狭窄、畸形。

1. **早期**：滑膜炎是 RA 早期的病理基础，也是 RA 首发的影像学表现，常影响关节、腱鞘、滑囊，以四肢小关节为主。关节滑膜炎的影像特点是滑膜沿关节边缘增厚，增强扫描后增厚的滑膜明显强化，滑膜下组织水肿、纤维蛋白样变性、渗出导致关节腔积液、关节肿胀。

2. **进展期**：滑膜血管过度增生形成的血管翳，是 RA 进展期的重要病理表现，也是引起软骨破坏的主要原因和病理基础。影像学表现为血管翳自关节软骨边缘向关节面延伸，破坏关节软骨，导致关节软骨下囊变、骨髓水肿，增强扫描后富含血管的血管翳可表现出明显强化。

3. **慢性期**：滑膜表面反复渗出、机化、瘢痕形成，关节囊增厚，形成纤维性关节强直，关节软骨破坏导致关节间隙逐渐变窄，关节错位、融合，影像上常表现为关节畸形，如天鹅颈样畸形、纽扣花样畸形等。

4. **其他**：慢性 RA 部分可伴有颅颈交界区和颈椎的受累，包括寰枕关节、寰枢关节、寰齿关节、钩椎关节，最常见的并发症为寰枢关节半脱位，呈现阶梯状外观。

影像与中医

RA 为临床常见慢性病，目前认为不同的影像学表现往往提示不同的中医证型，了解 RA 的影像学特点对 RA 的早期诊断及综合评估具有重要临床意义。何卫等分析了 RA 的中医证候与 DR 之间的关系，认为湿热痹阻证与寒湿痹阻证的 DR 总体以骨质疏松表现为主，骨质侵蚀较少，而肾气虚寒证和肝肾阴虚证的 DR 主要表现为骨质破坏及关节畸形。周洋洋等认为滑膜增厚、骨质侵蚀、骨髓水肿等 MRI 表现与 RA 的中医证型存在一定的关系：当滑膜增厚表现得不明显或轻度明显时要考虑风寒湿型和风湿热型的诊断，随着滑膜进一步增厚，痰淤阻滞型和肝肾亏虚型成立的机会就会增大；当 MRI 表现为骨质侵蚀时，要考虑到痰瘀阻滞型和肝肾亏虚型的可能；骨髓水肿一般见于风湿热型。因此，将 RA 的中医辨证分型与影像相结合，不仅可以通过影像揭示中医辨证背后的机制从而进一步指导临床，而且在中医辨证中加入影像这种比较客观的辨证要素也势必会提高中医辨证的准确性和可重复性。

第十三节　痛风性骨关节炎

概　述

痛风性骨关节炎（Gouty Arthritis，GA）是由于机体嘌呤代谢出现障碍，尿酸排泄减少，从而导致尿酸盐在关节骨及周围组织以结晶的形式沉积进而引发的一种炎性反应。GA严重影响到了患者的生活质量，早期明确诊断并采取有效治疗对于提高临床疗效具有重要意义。目前研究认为，中西医结合治疗优势互补，较单用西药和中药都有明显优势。

中医病因病机

GA在中医学中属于"痹证""痛风""历节"范畴。《灵枢》中指出，"卒然喜怒不节，饮食不适，寒温不时"是该病的重要诱因。中医学对痛风的认识由来已久，金元时期的朱丹溪首提"痛风"一词，中医认为"浊瘀痹"是痛风最主要的病因病机特点，素体脾肾亏虚，产生了湿浊、痰浊及瘀血，并将产生的代谢产物恪守关节、软组织及软骨，引发了身体一系列的炎症反应。中医将痛风的发作归为内因和外因两个方面，内因为正气不足及腠理不密，导致外因六淫之邪乘虚而入，侵犯人体经络、关节、肢体等，导致经络痹阻、肌肉关节气血运行不畅，内外合邪，引起关节僵硬、红肿热痛，致痛风急性发作。

检查方法

影像学检查对GA的临床诊断价值较高，以CT与MRI检查在临床诊断中的应用较为广泛，可清晰显示滑膜增厚、关节腔积液、关节周围软组织肿胀及韧带、肌腱的受累情况。能谱CT能直接用伪彩图显示关节内痛风石的有无、大小、部位、分布情况，能够清晰显示骨皮质破坏边缘的情况。

◈ **影像表现** ◈

GA 按其病程可分为早、中、晚三期，主要影像表现包括关节软组织肿胀、关节腔积液、滑膜增厚、周围软组织受侵。

1.早期：仅为关节软组织对尿酸盐沉积的炎性反应，影像表现为关节软组织偏侧性肿胀，多始于第一跖趾关节。

2.进展期：关节周围软组织出现结节状钙化影（痛风结节钙化），并逐渐增多，痛风石压迫或侵蚀骨端边缘或关节软骨下骨质，出现小的圆形或不规则穿凿状骨质破坏，边缘锐利，约 2~5 mm，周围可有或无硬化缘。压迫骨皮质呈波浪状凹陷。严重的多个破坏区相互融合，呈蜂窝状。

3.晚期：关节软骨受侵，间隙变窄，继发退变，最后关节破坏变形伴增生、半脱位和强直畸形。

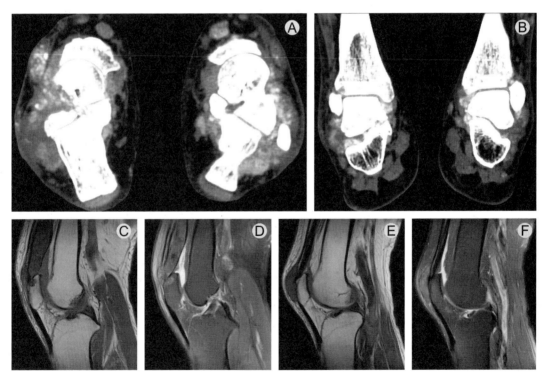

图 7-14 痛风性骨关节炎

双踝关节周围软组织肿胀，可见结节状钙化影，邻近骨呈穿凿状骨质破坏（A、B）；右膝髌前皮下结节，呈 T_1WI 低信号、T_2WI 高信号（C、D），左膝股四头肌肌腱受侵增粗，呈 T_1WI 低信号、T_2WI 稍高信号，邻近髌骨见斑片状骨质破坏（E、F）。

影像与中医

　　GA 的中医辨证论治效果良好，但传统中医辨证以体表症状为主观判断依据，未深入病灶，缺乏准确性和客观性。随着现代医学的发展，影像学检查在风湿科中的应用越来越广泛，对 GA 的临床诊治亦有重要作用。有学者对 GA 的中医证型与 CT 影像学表现进行观察分析，发现骨质破坏以痰瘀阻滞型发生率（95.24%）最高，软组织肿胀以痰瘀阻滞型发生率（90.48%）最高，滑膜增厚以湿热蕴结型发生率（33.33%）最高，关节积液以湿热蕴结型发生率（73.33%）最高，提示痰瘀阻滞型者 CT 影像常表现为骨质破坏和软组织肿胀，湿热蕴结型者 CT 影像常表现为滑膜增厚和关节积液，影像学表现可在一定程度上反映其中医证型。

第十四节 股骨头缺血性坏死

概　述

　　股骨头缺血性坏死（Osteo Necrosisofthe Femoral Head，ONFH），是由多种因素作用使股骨头内压力增高，血液中断，导致股骨头内细胞死亡，股骨头塌陷、结构发生改变，最终发生股骨头坏死的进行性病变。患者发病后可表现为关节肿胀、疼痛、关节脱位、骨折等症状，严重威胁患者的生命健康和生活质量。对于 ONFH 患者进行有效的治疗是缓解病情的关键，早期诊断有助于后续治疗方案的选择。中医在缓解疼痛、病因治疗等方面具有特殊价值。

中医病因病机

　　ONFH 属中医学"骨痹""骨蚀"范畴。中医学认为：肾主骨，肾虚则骨髓枯萎，不荣则痛；气血不畅则血瘀气滞，不通则痛。也有学者提出了"脾虚痰瘀"学说，认为脾为"水中之州"，主运化水液，脾气虚弱则水液升降输布障碍，集聚成痰，痰阻血络致筋骨失养而致本病。

检查方法

　　ONFH 的常用影像检查方法有：DR、CT 和 MRI。DR 操作方便、费用低，临床应用广泛，但只有股骨头坏死达到一定面积或变形程度时才可被发现，因而难以实现早期确诊。CT 具有更高密度分辨率，可以应用多种图像重组技术，多层次、多角度观察坏死股骨头。MRI 的软组织分辨率较高，能够较为准确地显示出股骨头缺血坏死的解剖形态结构，能够为临床提供更多有效的影像诊断依据，从而及早确诊，改善患者预后。MRI 诊断股骨头缺血性坏死，总体诊断优势优于 CT 技术，特别是在早期病变检出率上更具临床应用价值。

影像表现

ONFH 的中晚期影像表现较好诊断，但早期尤以 MRI 检查为佳。国际骨循环学会（ARCO）把股骨头坏死分为 0 期、Ⅰ期、Ⅱ期、Ⅲ期、Ⅳ期。

1.0 期股骨头坏死：属于股骨头坏死的超早期，依据病理诊断，所有的影像学检查均无阳性表现。

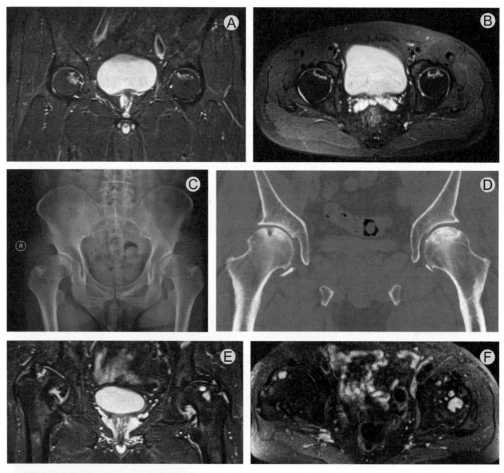

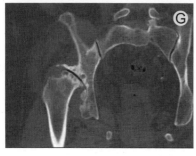

图 7-15　股骨头缺血坏死

A、B 为Ⅰ期股骨头坏死，左侧股骨头关节面下负重区线条状高信号影；C、D 为Ⅱ期股骨头坏死，双侧股骨头条带状及斑片状高密度硬化影，边缘模糊，并可见类圆形低密度区；E、F 为Ⅲ期股骨头坏死，双侧股骨头轻度塌陷，关节面下见条片状异常混杂信号影；G 为Ⅳ期股骨头坏死，右侧股骨头明显塌陷，关节间隙消失，关节面下骨质密度不均，合并左髋关节脱位。

2. Ⅰ期股骨头坏死：是股骨头坏死的早期，MRI 表现为股骨头前上部负重区 T_1WI 呈线样低信号区，T_2WI 显示为局限性信号升高或"双线征"。分期的依据是股骨头坏死部位在股骨头骨髓腔或中央区域分布范围。

3. Ⅱ期股骨头坏死：为股骨头呈斑驳样硬化和空囊形成，损伤区包括股骨头内侧、中央和外侧，此期无股骨头塌陷征象、无髋臼的改变。在 T_1WI 上，股骨头前上部负重区，有硬化缘围绕较低、不均匀信号的新月形坏死区；在 T_2WI 上，病灶为新月形高信号区。

4. Ⅲ期股骨头坏死：表现为囊状空洞，骨质硬化，软骨断裂。磁共振 T_2WI 抑脂像提示骨髓水肿。股骨头受累损伤区仍为内侧、中央和外侧。

5. Ⅳ期股骨头坏死：影像学检查显示为关节软骨完全破坏，关节面扁平，关节间隙狭窄，髋臼有骨硬化改变、囊腔形成、边缘生成骨赘等非特异性继发性骨关节炎改变。

影像与中医

MRI 检查是 ONFH 早期诊断、临床分期及治疗效果判断的有效评估手段，而早期发现、诊断并积极进行干预治疗是避免晚期进行股骨头置换手术治疗的唯一途径。目前临床对于 ONFH 的治疗主要有西医常规治疗和中医理论指导下的中医药治疗。中医理论指导下的中药治疗是通过辨证论治，并发挥整体治疗观念，从病机上实现标本兼治的目的。已有研究表明 MRI 检查可用于 ONFH 的疾病诊断、病情评估、治疗方案选择调整、预后效果判断的各个过程中。近年来，随着对 ONFH 研究的深入，脂肪代谢紊乱学说、血管内凝血学说出现并被用来指导基础及临床研究，取得了一些成果。随着基因及细胞通路研究的深入以及对中医药挖掘研究的深入，相信在不久的将来会有更好的治疗手段来防治早期的 ONFH，这其中影像学检查对于治疗效果的评估起着至关重要的作用。

第十五节　糖尿病足

糖尿病足（Diabetic Foot，DF）是糖尿病患者因下肢远端神经异常和不同程度的血管病变导致的足部感染、溃疡及深层组织破坏。其临床特点为早期肢端麻木、疼痛、发凉和（或）有间歇性跛行、静息痛，继续发展则出现下肢远端皮肤变黑、组织溃烂、感染、坏疽。现代医学认为 DF 的发病与糖尿病并发血管病变、神经病变、肌腱病变、感染及多种诱因有关。DF 溃疡使患者生活质量严重下降，且该病治疗相当困难，治疗周期长。多数研究表明，通过中医药治疗可以明显减轻 DF 的截肢率。

DF 归属于中医学的"脱疽""筋疽"范畴。糖尿病日久，耗伤气阴，五脏气血阴阳俱损，肌肤失养，血脉瘀滞，日久化热，灼伤肌肤和（或）感受外邪致气滞、血瘀、痰阻、热毒积聚，以致肉腐骨枯而致本病。若过食肥甘、醇酒厚味，损伤脾胃，致湿浊内生，湿热互结，气血运行不畅，络脉瘀阻，四肢失养；或脾运失常，痰湿内停，阻遏气机，气滞血瘀，久而化热，热盛肉腐；或肝阴亏虚，疏泄失职，气血瘀滞，郁久化热，热瘀相合，筋烂肉腐；或年高脏腑功能失调，正气不足，肝肾之气渐衰，水亏火炽，火毒炽盛，热灼营血；复因感受外邪及外伤等诱因，致皮肤经脉受损，局部瘀血阻滞，瘀久化火，蕴热湿毒灼烁脉肉、筋骨而发为坏疽、溃疡。

DR 是 DF 的首选筛查方法，MRI 是评估软组织感染及骨髓炎最有效的成像技术，数字血管减影技术（DSA）是诊断血管病变的"金标准"，CTA 和 MRA 是诊断下肢血管动脉病变常用的无创性检查，可以明确血管狭窄的部位、程度，但 MRA 存在湍流，会高估血管狭窄的程度。CT 灌注成像（CTP）及动脉自旋标记磁共振灌注成像（ASL）可以评价软组织的缺血状态，可为下肢血管动脉病变的诊断、治疗提供可靠依据。

影像表现

影像学可以显示 DF 骨与邻近软组织的形态学改变及累及范围，主要表现为软组织病变、足部骨髓炎、足神经骨关节病等。

1. 软组织病变：好发部位为第 1、5 跖趾关节及脚尖。脚跟处，早期由于局部压力异常、角化细胞活性增加，表现为皮肤胼胝，是溃疡形成的前兆；溃疡进一步进展可表现为蜂窝组织炎、窦道及脓肿形成；当软组织感染延伸至肌腱、筋膜处，表现为肌腱炎、肌炎、筋膜炎。

2. 足部骨髓炎：常由临近溃疡或软组织感染直接播散所致，部位与邻近软组织溃疡密切相关，表现为骨髓水肿；病变进一步发展，可表现为骨质溶解、骨膜反应。

3. 足神经骨关节病（charcot 关节）：为神经病变引起的非感染性、进行性骨关节病，目前机制不明，最常见的部位为中足部的跗跖关节，表现为跗跖关节变形、足弓塌陷，第一跗跖关节多发碎骨块，局部骨质增生修复，呈"摇椅状"改变。

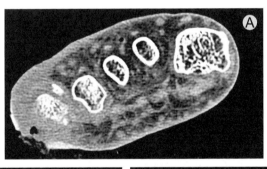

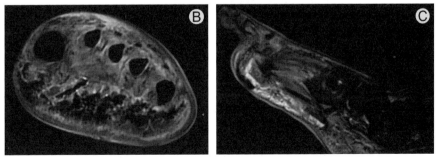

图 7-16 糖尿病足

足部软组织广泛肿胀，局部皮肤破溃，邻近第 5 跖骨呈溶骨性骨质破坏。

影像与中医

影像学检查在 DF 的诊断、病变分级、疗效评估方面均具有重要的临床价值。DF 的中医辨证分型为气阴两虚型、血脉瘀阻型、湿热毒盛型、寒湿阻络型、热毒伤阴型，初期血脉瘀阻型占多数，随着疾病进展转变为湿热毒盛型、寒湿阻络型、热毒伤阴型，晚期多为气阴两虚型，而影像中也呈现出从足部溃疡、蜂窝组织炎、骨髓炎到足神经骨关节病的发展过程，从一定程度上为中医辨证提供依据。除了 DR、CT、MRI 常规扫描外，DWI、DCE-MRI、ASL、血氧水平依赖功能磁共振成像（BOLD-MRI）等磁共振新技术也可以为临床个体化治疗提供更加精准的信息，最大程度减少截肢范围或足部畸形的发生，优化和提高患者的生活质量。

第十六节　肾性骨病

概　述

　　肾性骨病（Renal Osteopathy）泛指继发于肾脏疾病的代谢性骨病，如纤维性骨炎、骨质疏松、骨软化、无力型骨病、骨硬化、混合型肾性骨病、骨淀粉样变等，分为广义肾性骨病与狭义肾性骨病两类。肾性骨病的主要临床症状有：骨痛、骨变形、假性痛风、病理性骨折，多伴有近端肌病和肌无力、行走困难，严重影响患者的生活质量。在慢性肾脏病的早期，肾性骨病就开始出现，当肾小球滤过率（GFR）<50% 时，半数患者会出现肾性骨病的病理变化。发展到慢性肾脏病终末期（尿毒症期）时，几乎所有的患者都会出现肾性骨病。采用中医药治疗本病具有改善临床症状、提高生活质量、保护肾功能等特点，越来越受到临床的青睐。

中医病因病机

　　肾性骨病是中医学面临的新问题。中医学早在《内经》时期即认识到肾与骨之间存在着密切联系，这一认识对后世影响深远。如《素问·六节藏象论》所言"肾者，主蛰，封藏之本，精之处也；其华在发，其充在骨，为阴中之少阴，通于冬气"揭示了肾、精、骨之间的生理关系，即肾藏精，精充养骨髓。目前多数医家认为肾性骨病应归为中医学的"骨痿""骨痹"范畴。慢性肾病病程迁延较长，始终是以正气虚衰为本，而正气虚损所反映的正是本病患者的体质，其证候的产生、转变、转归受着体质因素的制约和影响，随着其透析龄的延长，会有越来越多的问题涌现出来，如长期透析对骨的影响、肾性骨病与异位钙化的关系等，这些都是历代中医学家所未遇见的。

检查方法

DXA 和 QCT 可观察患者骨质密度的改变，并可以预测肾性骨病的骨折风险。肾性骨病患者出现典型 X 线表现时，大多已属晚期，骨骼及血管 CT 检查可以发现骨骼形态和密度改变以及血管的钙化，MRI 检查中的磁共振波谱及灌注可以检测骨髓、小梁骨、皮质骨的活性和强度。

影像表现

肾性骨病随着病情进展，影像检查可表现为：骨质软化、骨质硬化、纤维囊性骨炎及转移性钙化等。

1.骨质软化：慢性肾功能不全会致使患者代谢性酸中毒，进而诱发骨质脱钙或者骨质疏松的症状。DR 可见骨质密度减低、模糊、变形。

2.骨质硬化：慢性肾功能衰竭继发肾性骨病患者多数病程时间较长，其骨小梁、骨质密度及骨结构均会发生变化，以脊椎、颅底明显，DR 可见骨质密度增高、变白，椎体分层样变化。

3.纤维囊性骨炎：纤维囊性骨炎也称棕色瘤，是慢性肾功能衰竭继发肾性骨病患者常见的病症特征，以股骨、颈椎常见，DR 主要表现为骨内大囊状透亮影。

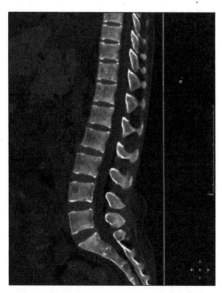

图 7-17　肾性骨病

腰椎骨质密度减低、模糊，腰 4 椎体内见囊状透亮影。

4. 转移性钙化：继发甲亢对人体血浆内磷酸盐浓度会产生影响，在达到一定限度的情况下，则会致使软组织与血管异位聚集，发生转移性钙化，DR 表现为软组织内多发钙化。

影像与中医

中医药在防治肾性骨病方面有其自身优势，但针对本病中医证候学分布特征及演变的研究还比较少，中医药对证候的干预作用尚缺乏大样本的临床观察。目前肾性骨病影像与中医的相关研究尚缺失，在中医辨证体系研究中可以加入影像分析。

第十七节 多发性骨髓瘤

多发性骨髓瘤（Multiple Myeloma，MM）是一种恶性浆细胞病，系浆细胞不正常增生，并侵犯骨髓的一种恶性肿瘤。本病主要累及头颅、脊柱、肋骨、骨盆、胸骨、股骨和肱骨近端等部位。临床表现为全身骨骼疼痛、软组织肿块及病理性骨折。MM 是目前血液系统第二位常见恶性肿瘤，多发于老年人，目前仍无法治愈。目前西医多采用放化疗、单克隆抗体、疫苗、自体造血干细胞移植等治疗，其化疗药物毒副作用较大，损伤机体免疫力；中医药在治疗本病上可以发挥独特优势，减轻放化疗的毒副作用，配合减低剂量化疗药物，能够提高机体免疫力，改善临床症状，延缓疾病进展，提高生活质量。

中医病因病机

MM 属中医学"痹证""骨痹""虚劳"等范畴。《中藏经·五痹》曰："骨痹者，乃嗜欲不节，伤于肾也，肾气内消。"这说明本病根源在肾，骨痹之发生最常见于腰，即腰骨疼痛。其病因病机主要是六淫外感、饮食、情志、劳损等原因使阴阳气血失调，脏腑虚损，致气血失和，痰瘀互结，热毒内蕴而成。本病为本虚标实证，以肾虚为本，热毒、气滞、血瘀、痰浊为标。

检查方法

目前临床上常用 DR、CT、MRI 及全身骨显像检查等来辅助诊断脊柱 MM。DR 检查由于经济、简便，常为检查首选，CT 具有良好的解剖分辨率，可很好地区分骨皮质和骨小梁，但两者均需在骨皮质的破坏达到一定程度后方可诊断。MRI 具有良好的组织对比分辨率，是评估骨髓的最佳影像学检查，在骨皮质没有任何破坏或骨反应之前，MRI 即可探测到早期髓内病灶。核素显像的优点在于一次检查能看到全身骨骼的代谢状况，且灵敏度较高。

影像表现

MM 的主要影像表现为多发骨质破坏，骨质破坏部位及范围与病变进展相关。

骨质破坏：成骨细胞活性减弱、破骨细胞增殖分化导致骨质破坏，早期为肿瘤浸润骨髓，MRI 可显示髓腔内肿瘤浸润范围；随着病变进展，可见典型骨质破坏，为穿凿样、蜂窝状、鼠咬状、皂泡状、蛋壳样骨质破坏，好发于椎体；当肿瘤较大时，可见软组织肿块，CT 或 MRI 可显示肿块范围、邻近结构累及情况。

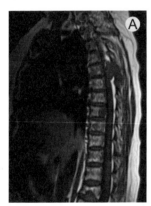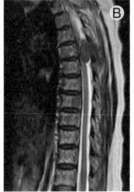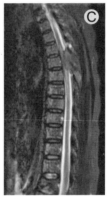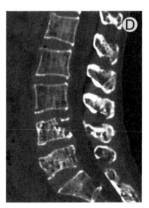

图 7-18 多发性骨髓瘤

脊柱各椎体及附件骨质疏松，部分椎体软组织肿块形成，呈蜂窝状、皂泡状骨质破坏，并部分突入椎管内。

影像与中医

现代研究表明，益肾法能促进骨髓造血干细胞增殖及造血。活血化瘀药可明显改善患者的免疫功能及刺激造血，并能改善微环境，提示益肾化瘀法具有促进骨髓造血、调节免疫功能、改善微循环的作用。关于 MM 的研究，当务之急是根据中医临床研究的特点，探索建立统一的辨证标准，制订更加规范化的临床研究方案。医学影像检查，特别是功能磁共振的应用，在 MM 的早期诊断、病程分期、疗效评估等方面具有重要价值，以影像检查为基础进行 MM 中医辨证分型及治疗机制研究，可为 MM 的诊疗提供有力武器。

（赵一蓉 李雪娇 杨双 杜金超 田力 张德川）

参考文献

[1]李朝俊．颈椎病诊断中X线平片和CT影像诊断的临床对比分析[J]．当代医学，2021，27(07)：138-140．

[2]刘永博．MRI与CT对腰椎间盘突出症的诊断价值[J]．实用医学影像杂志，2021，22(03)：281-282．

[3]李婷，羊刚毅．MRI及CT评估腰椎间盘突出的应用价值[J]．影像研究与医学应用，2021，5(11)：153-154．

[4]陈艳君，谢光辉．腰椎间盘突出症辨证分型与CT影像的相关性研究[J]．影像研究与医学应用，2018，2(05)：37-39．

[5]姜海涛，李四波，居宇峰，等．中医干预颈椎间盘退变的基础研究进展[J]．陕西中医，2018，39(02)：271-273．

[6]金镇雄，舒冰，王乾，等．中医辨证分型治疗骨质疏松性骨折的研究进展[J]．中国骨质疏松杂志，2020，26(12)：1843-1846．

[7]黄素芳．中医护理方案对创伤性骨折患者术后康复的有效性[J]．中医临床研究，2021，13(11)：94-97．

[8]笪巍伟，唐德志，金镇雄，等．基于数据挖掘中老年骨质疏松性骨折患者的中医证候研究[J]．中国骨质疏松杂志，2020，26(01)，6-10．

[9]庄国柱．中医药治疗腰肌劳损研究进展[J]．中国中医药现代远程教育，2021，19(08)：203-205．

[10]赵恒，王想福，叶丙霖．中医药防治腰肌劳损的研究进展[J]．中医临床研究，2020，12(18)：103-105．

[11]温颖，李晓陵，王丰，等．CT、MRI在颈椎病中医分型中的应用研究[J]．中医药学报，2011，39(04)：81-83．

[12]王业广，何升华，孙志涛，等．不同中医分型颈椎病患者CT及MRI影像学表现及临床意义．中国医药科学，2015，5(13)：17-19，23．

[13]叶亮，简润强，黄勇．强直性脊柱炎中医证型与综合影像学表现的相关性研究[J]．新中医，2018，50(11)：122-125．

[14]张金山，张方园，万磊，等．基于磁共振技术探讨强直性脊柱炎不同阶段炎症期中医证型规律及临床特征[J]．安徽医药，2019，23(01)：69-71．

[15]顾梦倩，赵燕燕，陈圣枝．2019年版国际《压力性损伤的预防与治疗：临床实践指南》解读[J]．河北医科大学学报，2021，42(5)：497-500．

[16]白娜娜，赵爽，杜彩云．压疮的中医防治及护理研究进展[J]．中国社区医师，2021，37(13)：5-6．

[17]刘广辉．磁共振在股骨头缺血坏死中医药治疗前后对比观察研究[J]．实用中医内科杂志，2019，33(09)：19-21．

[18]吴志忠，王玺，李国帅，等．中西医非手术治疗早期股骨头坏死研究进展[J]．中医研究，2020，33

（01）:68-71.

[19]席文.股骨头缺血坏死的影像比较[J].临床医药文献电子杂志,2018,5(83):140-141.

[20]Sparks Jeffrey A,Rheumatoid Arthritis[J].AnnInternMed,2019(170):ITC1-ITC16.

[21]中华医学会风湿病学分会.2018中国类风湿关节炎诊疗指南[J].中华内科杂志,2018,57(4):242-251.

[22]李虹竹,袁思,赵家莹,等.针灸联合独活寄生汤治疗类风湿性关节炎的Meta分析[J].中国组织工程研究,2021,25(32):5232-5239.

[23]葛继荣,郑洪新,万小明,等.中医药防治原发性骨质疏松症专家共识(2015)[J].中国骨质疏松杂志,2015,21(09):1023-1028.

[24]田琳,杨戈,王淑丽,等.补肾活血法治疗骨质疏松症的临床研究述评[J].中医药临床杂志,2017,29(04):595-598.

[25]吴敏,张洁.颞下颌关节紊乱病的针灸推拿治疗研究进展[J].中国医药导刊,2020,22(9):611-614.

[26]中国医师协会血液科医师分会中华医学会血液学分会.中国医师协会多发性骨髓瘤专业委员会中国多发性骨髓瘤诊治指南(2015年)修订[J].中华内科杂志,2015,34(12):1066-1070.

[27]张振会.多发性骨髓瘤的中医辨证论治[J].江西中医药,2013,12(44):14-15.

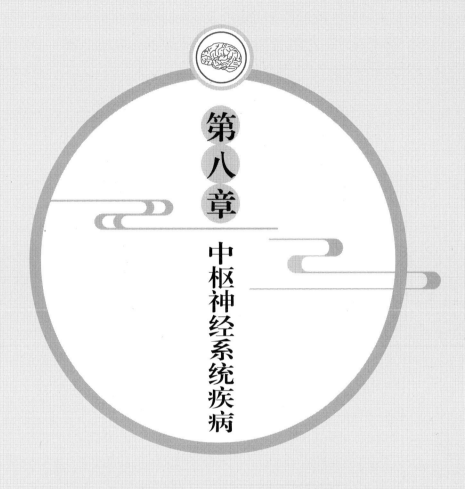

第八章

中枢神经系统疾病

第一节　概述

中枢神经系统由脑和脊髓构成，是人体信息接收、处理的中枢，调控着身体的多种重要的植物性及自主性活动。中枢神经系统组织细胞相对脆弱，易受损伤，且神经元细胞不可再生，故中枢神经系统病变具有起病急、病情重、后遗症明显等特点。中枢神经系统常见病因包括感染、中毒、外伤、肿瘤、变性、血管改变、代谢障碍、免疫异常、先天畸形等，其中脑血管病变是中老年患者致死致残的主要原因。

《内经》认为脑为髓之海，李时珍提出脑为元神之府。神主气、气化精，神由阳气所主，阳气不达、神失所养，而出现懒、呆、变、忧、虑等症状；阳气变化的异常引起人体神机的改变。中枢神经系统病变从神之气之精，循次由浅及深，由轻加重，重至伤五脏。

中枢神经系统由坚硬颅骨保护，传统中医缺乏直接、直观的手段对其病变进行观察。影像学技术手段的发展，为中医诊断提供了客观依据。中枢神经系统检查方法包括传统 X 线检查、CT、MRI 等，中枢神经系统由于结构复杂，除了明显的颅骨病变，传统 X 线检查在中枢神经系统的应用价值不大。CT、MRI 可以断层成像，具有很高的密度分辨率及组织对比度，能清晰显示中枢神经系统的正常解剖结构，病变的形态、大小及其与邻近结构的关系，并推断其病理基础；通过注入对比剂，还可以了解病变的血供情况，为病变的定位、定性、分期、预后判断等提供可靠依据。通过血管成像（CTA 或 MRA），能清晰显示颅内血管的连接、走行及病变，包括斑块、狭窄、扩张、动脉瘤、血管畸形等；通过灌注成像能了解组织的微观血流灌注，从而帮助评价组织所处的生理状态；MRI 多参数成像能从多个维度反映组织的病理生理状态，帮助进行疾病的定性和定量诊断，如：DWI 能反映组织的水分子扩散状态，DTI 可以对脑白质纤维束进行观察，SWI 能敏感地检测出不同组织间磁敏感度的差异，MRS 作为一种分子成像技术，能反映活体组织代谢和生化的变化。

近年来，随着影像学技术的迅速发展，各种新技术不断应用于临床。如 CT 能谱成像能实现物质分离；ASL 无需注射对比剂就能实现对脑血流灌注情况的评估；多对比度定量图谱磁共振成像（MAGIC）技术可以通过一次扫描获取几乎所有临床中常用的对比度图像：T_1WI、T_2WI、FLAIR、STIR、PSIR、DIR 等，同时得到 T_1 mapping、T_2 mapping 以及 PD mapping 的定量信息；DCE-MRI 技术可以反映组织的血管生成情况、血流情况、细胞间隙大小、血管容量及微血管渗透性等；BOLD-MRI 能通过反映局部血液中氧合血红蛋白与去氧血红蛋白比例的变化判断局部神经元的活动状态；化学交换饱和转移（CEST）成像能对特定物质（如酰胺基）进行定量。此外，随着计算机技术的发展，CT、MRI 图像后处理技术不断推陈出新，使病变的显示更加直观，定量分析更加精准，极大地提高了诊断的正确率，为疾病机制的探究提供了重要手段，为推动中西医结合影像的发展提供了重要的技术保障。

第二节　脑卒中

脑卒中（Stroke）又称中风，是严重威胁人类健康的三大疾病之一，具有高发病率、高致残率及多并发症的特点，可分为出血性脑卒中和缺血性脑卒中。缺血性脑卒中是指由于脑供血动脉狭窄或闭塞引起的供血不足和脑组织缺血坏死，而出血性脑卒中是由脑血管破裂所引起。中医治疗在脑卒中发生的先兆期、急性期及后遗症期均具有较大的临床优势。

中医病因病机

脑卒中中医属于"中风病"范畴。本病的常见诱因为气候骤变、烦劳过度、情志相激，跌仆损伤等，常由患者脏腑功能失调或气血素虚，加之劳倦内伤、忧思恼怒、饮酒饱食、用力过度，而致瘀血阻滞、痰热内蕴，或阳化风动、血随气逆，导致脑脉痹阻或血溢脑脉之外，引起昏仆不遂，发为中风。及病位在脑，与心、肾、肝、脾密切相关。其病机概而论之有虚（阴虚、气虚）、火（肝火、心火）、风（肝风、外风）、痰（风痰、湿痰）、气（逆）、血（血瘀）六端，此六端多在一定条件下相互影响，相互作用。本病的病性多为本虚标实，上盛下虚，在本为肝肾阴虚，气血衰少，在标为风火相煽，痰湿壅盛，瘀血阻滞，气血逆乱；基本病机为气血逆乱，上犯于脑。

检查方法

疑似脑卒中患者首选 CT 检查，CT 平扫可以敏感地检测出颅内出血，在 CT 排除出血后可以按早期缺血性脑卒中治疗。MRI 对缺血性脑卒中的检测效能优于 CT，常规 MRI（T_1WI、T_2WI 及 DWI）在识别急性小梗死灶及后循环缺血性脑卒中方面明显优于 CT 平扫，DWI 能检出超急性期（甚至数分钟内）脑梗死。64 排及以上 CT 能一次检查快速完成 CT 平扫、CTP、CTA 的一站式成像，成为缺血性脑卒中程度评估和治疗方案制订的首选检查方法。灌注成像（包括 CTP 和 PWI）可识别缺血半暗带，对指导急性脑梗死溶栓治疗具有重要价值。由于无需对比剂的 ASL 技术的成熟，基于弥散—灌注不匹配的 MRI 已逐渐成为识别缺血半暗带和治疗后随访的首要检查手段。

影像表现

一、缺血性脑卒中

缺血性脑卒中按照病理分型，可以分为缺血性脑梗死、出血性脑梗死、腔隙性脑梗死，以缺血性脑梗死最常见。

1. 缺血性脑梗死：主要指单纯较大面积的脑梗塞，按照发病时间可分为超急性期（<6 小时）、急性期（6 ~ 72 小时）、亚急性期（3 ~ 10 天）及慢性期（>11 天）。

①超急性期：CT 平扫常无异常表现，偶可见大脑中动脉密度增高（致密动脉征）。MRI 平扫常无异常表现，DWI 图像梗死区域表现为高信号，MRI 灌注成像呈低灌注。②急性期和亚急性期：CT 扫描示梗死区脑实质密度逐渐降低呈低密度，皮髓质同时受累，多呈扇形或三角形，可有轻度占位效应，2 ~ 3 周时可出现模糊效应。于 MRI 上 T_1WI 呈稍低、低信号，T_2WI 及 DWI 呈高信号，梗死区脑沟变浅，脑组织肿胀。③慢性期：CT 扫描示病灶呈低密度，1 ~ 2 个月后可形成脑脊液样低密度。于 MRI 上 T_1WI 呈低信号，T_2WI 呈高信号，FLAIR 及 DWI 呈低信号。

2. 出血性脑梗死：常继发于缺血性脑梗死，由于血栓或栓子溶解、脱落，血管再通而发生继发性出血。CT 表现为低密度梗死区内出现不规则的斑点状、脑回状及片状高密度影。

3. 腔隙性脑梗死：由深部穿支小动脉发生闭塞所致，好发于基底节区、丘脑、大脑半球白质内，范围一般为 5 ~ 15 mm。CT 表现为大小不等的圆形或类圆形低密度病灶，无占位效应。MRI 表现为 T_1WI 低信号，T_2WI 高信号，DWI 成像可鉴别新旧病灶。

二、出血性脑卒中

1. CT 表现：①急性期，血肿表现为边界清晰的高密度影，周围伴有低密度水肿带，有占位效应，2周左右周围水肿达到高峰。②吸收期，血肿边缘变模糊，密度逐渐降低，周围水肿逐渐减轻。③囊变期，约2个月后血肿可完全吸收遗留大小不等的脑脊液样密度囊腔影，边界清晰。

2. MRI表现：MRI信号因出血时期的不同而有较大的不同（表8-1）。

表8-1　脑出血各期MRI信号

疾病分期　　MRI表现	T_1WI	T_2WI
超急性期	等	等
急性期	等或稍低	低
亚急性期	高，外周向中心扩展	早期低
		晚期高
慢性期	低	高，周围低信号含铁血黄素环

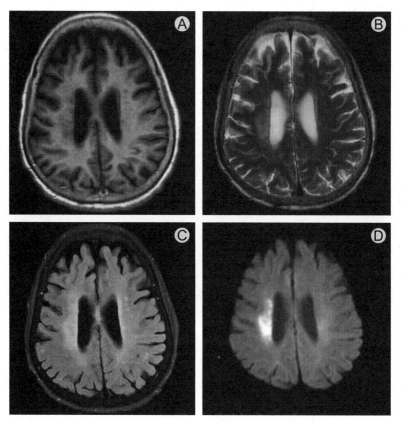

图8-1　脑梗死

右侧半卵圆中心斑片状 T_1WI 低信号，T_2WI、FLAIR 及 DWI 高信号影，边界欠清。

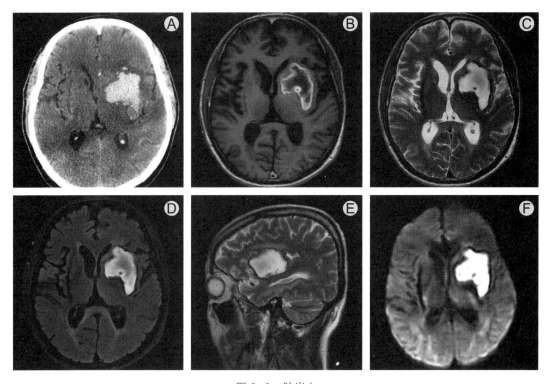

图 8-2 脑出血

左侧基底节区见团块状高密度影，MRI 呈 T₁WI 高低混杂信号、T₂WI 及 FLAIR 高信号、DWI 高信号，周围见低信号含铁血黄素沉积。

影像与中医

影像学检查不仅可以明确中风的种类，对疾病发生发展过程的监测也具有重要的作用。有学者在研究 MRI 表现和证候要素的关系时，发现不同的病变部位及病变大小和各项证候要素之间均有显著相关，其中腔梗组、中小面积组及大面积组病例均以风证、痰证及火热证最常见，随病变面积的增加，气虚和阴虚阳亢等虚证的比例逐渐增加，证明 MRI 技术可以作为协助判断中医辨证的指标。除此之外，影像学检查可以为中医治疗中风的疗效评估提供客观的数据支持，尤其是脑功能成像、DTI 成像及波谱成像等对中医诊疗的机制研究有重要作用。

第三节 血管性头痛

血管性头痛（Vascular Headache）是由于血管舒缩功能障碍引起的、以搏动性头痛为主要特征的头痛，可引起大脑皮层功能失调。本病病程漫长、反复发作、久治难愈。临床表现为一侧、双侧或全头痛，发作与睡眠质量、情志变化等因素相关，多伴有恶心、呕吐等植物神经功能紊乱症状。近年来，由于工作、生活各方面压力增大，血管性头痛的患病率逐年上升，尤其以中青年男性为主。中医药辨证施治及针灸治疗是治疗血管性头痛行之有效的方法，采用病痛点局部取穴结合循经及辨证选穴并按疗程规范操作的针灸治疗可达到满意的远期疗效。

《 中医病因病机 》

根据血管性头痛的主要临床症状，将其归属为传统医学的"头痛"范畴。头痛的发生，一般分为外感、内伤两类，若感受风、寒、湿、热等六淫之邪，上犯巅顶，阻遏清阳；或内伤诸疾，导致脏腑功能失调，气血逆乱，痰瘀阻窍；或外伤久病，导致气滞血瘀或气血亏虚，脑脉失养，皆可引发头痛。其中血管性头痛与风邪上扰及气血运行不畅有密切关系。

《 检查方法 》

血管性头痛通常无器质性病变，是由于血管壁功能异常引起的头痛，影像学检查以排他性诊断和血流分析诊断为主。患者需行 CT 或 MRI 检查排除颅内器质性病变，常规 CT、MRI 及增强扫描可排除颅内占位性病变或炎性病变，血管成像技术可排除血管瘤疾病，磁敏感加权成像可排除颅脑微出血。血流分析首选的检查方法是经颅多普勒超声，磁共振相位对比血管成像（PC-MRA）不需要对比剂就可显示靶血管的解剖形态，还可以通过流量分析软件获得靶血管的流速时间曲线、血流动力学等参数，为后循环缺血的临床诊疗提供参考信息。症状发作期可以通过灌注成像了解局部脑组织血流灌注降低的程度。

◈ 影像表现 ◈

血管性头痛根据病因，可以分为原发性和继发性。

1. 原发性血管性头痛：主要是血管舒缩功能障碍所致，CT 及常规 MRI 一般不能发现异常表现，ASL 可能发现病变区域脑灌注减低。

2. 继发性血管性头痛：由明确的脑血管疾病所致，包括高血压、脑卒中、蛛网膜下腔出血、脑血管炎等疾病。该类型偏头痛可能诱发缺血性卒中，MRI 上主要表现为病变区域脑皮质肿胀，呈 T_1WI 稍低、T_2WI 及 FLAIR 高信号改变，增强扫描显示为脑回样强化。

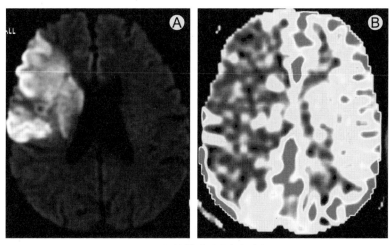

8-3 血管性头痛（脑卒中）

右侧大脑半球脑血流量减少，呈大片状 DWI 高信号（彩图 8-3B）。

◈ 影像与中医 ◈

常规影像学检查对原发性血管性头痛或许帮助不大，但功能磁共振序列可以提供相关的影像依据，检出的病变部位与中医临床症状可以相互印证。继发性血管性头痛的责任血管病灶则通过 MRI 多序列成像检出，结合病史，MRI 多序列成像可提供相对可靠的诊断，对于中医的快速鉴别诊断有很大帮助。目前有研究发现，PC-MRA 技术可能为血管性头痛的诊断提供参考指标，基底动脉可能是较为理想的检测靶血管。血管性头痛中医疗效方面的功能磁共振研究值得关注。

第四节　血管性帕金森综合征

概　述

血管性帕金森综合征（Vascular Parkinsonism，VP）是指某些脑血管病引起的中枢神经系统进行性变性疾病，主要累及纹状体—黑质结构，投射到丘脑—皮质神经纤维，表现为少动—强直症状群、震颤、步态障碍、下半身综合征等。VP的具体发病机制尚未完全阐明，目前主要认为本病是由与基底节、中脑或额叶皮质有关的缺血性或出血性病变引起。在发病早期患者主要以双下肢僵直、步态不稳、表情呆板等为主要特点，病情进展一般较帕金森病（PD）快，晚期患者生活不能自理。随着我国人口老龄化进程不断加快，VP的发病率呈显著上升趋势，VP成为不容忽视的危害人类健康的重要疾病之一。中医治疗VP更注重从整体辨证论治，通过辨证立法、依法遣方、针药结合的综合治法，在改善患者症状、提高生活质量方面具有重要价值。

中医病因病机

当代中医将VP归属于"颤证"的范畴。颤证的病因多有年老体虚、情志过极、饮食不节、劳逸失当等。其病机概而论之，有风、火、痰、瘀四端，在一定条件下相互影响，相互转化，引起气血精液亏虚，不能濡养筋脉；或痰浊、瘀血壅阻经脉，气血运行不畅，经脉失养；或热甚动风，扰动筋脉，而致肢体拘急颤动而发颤证。

检查方法

病理学诊断是诊断VP的"金标准"，但由于取材的限制，在临床应用中受限。影像学检查主要是检查黑质小体的形态及铁沉积。常规影像学检查，如CT、MR、超声的血管成像技术可对颅脑血管性疾病进行初步筛查。SWI 可以显示颅脑铁、钙等顺磁性物质情况，还能显示颅内异常的脑血管结构，为血管性帕金森氏综合征的鉴别诊断提供参考价值。DTI 为 VP 与帕金森病（PD）的鉴别诊断提供了新方法。

影像表现

因颅内小动脉发生脂质玻璃样变性，导致皮层下脑白质、基底节区、丘脑和中脑等发生缺血性改变，引起腔隙性脑梗死、脑白质病变，伴严重的少突胶质细胞脱失，于影像上表现主要为基底节区、内囊、丘脑、黑质的急性梗死灶或多发性腔隙性梗死，或表现为侧脑室周围和皮层下白质病变。

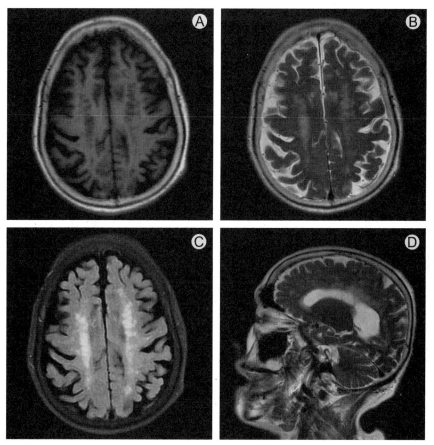

图 8-4　血管性帕金森综合征（腔隙性脑梗死）

双侧半卵圆中心多发斑片状 T_1WI 低信号、T_2WI 高信号、FLAIR 高信号影，边界欠清。

影像与中医

  影像学检查在 VP 的诊断、疗效评估等方面具有重要价值。由于 VP 的临床症状与 PD 具有一定的相似性，中医辨证治疗具有一定的困难性。影像学检查可以为这两种病的鉴别提供重要信息。目前 VP 中医治疗与影像学相关的研究较少，原因可能是大家对这一检查手段的认识不足。功能磁共振检查可以提供脑实质的灌注、网络连接、代谢物变化等多方面信息，在中医治疗机制及疗效评价等方面具有重要作用。

第五节 三叉神经痛

概 述

三叉神经痛（Trigeminal Neuralgia，TN）为局限于三叉神经分布区的一种反复发作性、短暂性、阵发性剧烈疼痛，是神经科常见病之一。根据病因和发病机制可以分为原发性和继发性TN。本病多数于40岁起病，女性多于男性，主要表现为三叉神经感觉支分布区域内反复发作的触电样、刀割样和撕裂样短暂而剧烈的疼痛，严重影响患者的生活质量。TN是世界卫生组织认可的中医针灸治疗适应证之一，中医针灸治疗具有操作简便、基本无毒副作用等优点，是非手术患者的首选治疗方案。

中医病机

本病归属于中医"头痛""头风""面痛""偏头痛""偏头风"等范畴。其病位在头面部，多因头面部三阳经受阻而发病。其病因病机较为复杂，概而言之有外感与内伤之别，同时又与风邪关系密切。大凡外感致病，因高巅之上，唯风可达，风邪升发，易犯头面，风邪与寒、火、痰兼夹合邪，以致风寒凝滞，或风火灼伤，或风痰壅阻三阳经络而发为疼痛。

检查方法

磁共振神经成像技术（MRN）是周围神经成像的最佳及首选影像学检查方法，作为一种无创的检查手段，可以为临床提供丰富的信息。随着神经影像学的进一步发展，目前BOLD-MRI、MRS等功能MRI技术已被应用在三叉神经血管疼痛通路以及各脑区的结构及功能影像学研究中。

影像表现

TN 按病因可分为原发性和继发性两大类。

1. 原发性 TN：指找不到确切病因的三叉神经痛。现有研究认为本病主要是由于三叉神经脑池段长期受血管压迫后引起神经脱髓鞘改变，裸露的神经纤维相互靠近形成"短路"，自发地和异位的神经冲动通过假突触传递产生放大效应而产生疼痛感觉。于 MRI 上表现为三叉神经脑池段与邻近血管关系紧密，根据神经血管压迫的程度分为 3 级：Ⅰ级表现为神经血管仅有单纯接触；Ⅱ级表现为动脉压迫神经根，使其移位或扭曲；Ⅲ级表现为动脉明显压迫神经根，使其萎缩变细。

2. 继发性 TN：指由于肿瘤压迫、炎症、血管畸形引起的三叉神经痛。MRI 增强扫描对继发性 TN 的病因诊断及疗效评估价值显著。

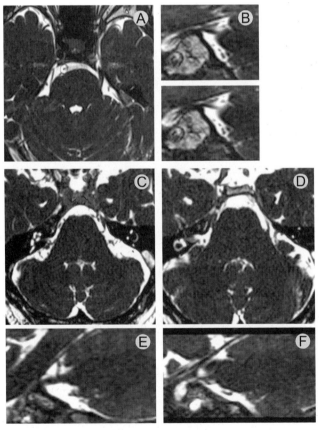

图 8-5　三叉神经痛

左侧三叉神经与邻近血管关系密切（A、B）；双侧三叉神经
与邻近血管关系密切（C、D）。

影像与中医

影像技术的发展，使其在中医诊治过程中的重要价值越来越得到重视。影像检查越来越多地参与到中医的诊断、治疗及预后评估的方方面面。研究发现，三叉神经痛患者患侧的责任血管和神经之间的夹角越小时，针灸效果越好。多模态结构神经影像可提供三叉神经脑池段与邻近血管的关系、血管压迫部位及其严重程度以及相应脑区结构的改变等结构及功能信息，帮助中医师深入了解本病的病因及发病机制、制订相应的治疗方案及评估预后情况。

第六节　颅内感染性疾病

概　述

　　颅内感染（Intracranial Infection）是指由细菌、病毒、真菌或寄生虫等病原体侵犯中枢神经系统实质、脑膜及血管等引起的急、慢性炎症。常见的颅内感染性疾病包括病毒性脑炎、化脓性脑膜炎、脑脓肿、结核性脑膜炎、脑囊虫病等，临床上常表现为发热、头痛、呕吐及神经精神症状等，疾病进展快，若治疗不及时，可危及生命。中医药具有广谱抗菌抗病毒的特点，在降热解痉止吐等诸多方面作用显著，近年来被广泛应用于颅内感染的治疗中，并取得了显著疗效。

中医病因病机

　　中枢神经系统的感染多归为中医学的"温病"范畴，具有"疫毒"和"温毒"的特征。其病因大多被认为是毒邪，分外毒与内毒，外毒主要指外感六淫之毒，如"寒毒""湿毒""热毒""燥毒"以及具有传染性的"疫毒"。内毒多为人体正气不足，脏腑功能失调，气血失和，导致气血逆乱、水液代谢紊乱、经络阻滞、湿浊内生成毒。内外之毒互相影响，互为因果。患者素体亏虚，邪毒侵袭，里热炽盛，阴液耗损，灼津成痰，痰迷心窍则精神失常或昏迷；由热生风则抽搐、瘫痪等。

检查方法

　　颅内感染性疾病的影像学检查方法主要是 CT 和 MRI，以 MRI 增强扫描为首选。CT 和 MRI 可以提供病灶位置、形态等特征参数。应用 CT 增强扫描时要注意延时时间的正确选择，而 MRI 对软组织分辨力高，对脑水肿较 CT 敏感，多序列、多参数扫描能早期发现脑内的炎性和脱髓鞘病灶，且 MRI 无颅底骨质伪影干扰、能多方位成像的能力，在发现脑干、小脑和颞叶的病灶以及显示病灶的数量、范围等方面均较 CT 敏感和准确。目前，高级脑结构 MRI，如基于体素的形态学分析（VBM）、基于表面的形态学分析（SBM）、DTI，以及基于功能 MRI（fMRI）的静息态功能连接（FC）、低频振幅（ALFF）、脑网络以及任务态 fMRI 等，正逐渐被应用于颅内感染性病变的研究。

影像表现

颅内感染性病变种类众多，临床表现多无特异性，不同类型颅内感染的影像学征象也存在差异。按感染的病因可将其分为颅内化脓性感染、颅内结核、脑寄生虫病、病毒性脑炎等。影像上主要表现如下：

1. **颅内化脓性感染**：化脓性细菌进入脑组织内可先后形成化脓性脑炎、脑脓肿，在病理和影像学上可分期为：急性脑炎期、化脓期和包膜形成期。急性脑炎期：脑白质区血管通透性增加、细胞外脑水肿、白细胞渗出、点状出血和小软化灶，病变位于皮层或皮髓质交界区，CT 表现为低密度，于 MRI 上 T_1WI 呈低信号、T_2WI 呈高信号，具有一定占位效应。化脓期和包膜形成期：脑组织坏死液化区逐步扩大并融合形成脓腔、脓液，密度进一步降低，脓腔周围形成炎性血管肉芽组织，并进展为脓肿壁，此期增强扫描脓肿壁环形、明显强化，邻近脑组织水肿，占位效应明显。脓肿呈圆形、类圆形或不规则形，部分脓腔可见气液平，脓液由于细胞黏稠，在 DWI 显示为高信号。

2. **颅内结核**：由结核杆菌通过血行播散至颅内引起，常表现为结核性脑膜炎、脑结核球和结核性脑脓肿。结核性脑膜炎：主要累及软脑膜，以鞍上池明显，表现为脑膜肉芽肿性炎症、结核性血管内膜炎、纤维素性渗出和脑积水；MRI 可见脑膜增厚、强化。脑结核球好发于皮层或皮髓交界区，病变外围为纤维包膜，中心为干酪样坏死物，少有钙化，周围脑组织有轻度水肿，MRI 可直接显示结核球及周围水肿带。结核性脑脓肿常为多房性，周边多为结核性肉芽组织，病变常为多发，周围水肿明显；MRI 可见脓腔、脓肿壁及周围水肿带。

3. **脑囊虫病**：最常见的脑部寄生虫感染性疾病，病变组织主要由囊壁（炎性肉芽组织、炎症细胞）、囊液和壁结节（囊尾蚴头节）组成。脑囊虫病主要分为脑实质型、脑室型、脑膜型和混合型，以脑实质型最为常见。按照病变的临床进展，分为囊泡期、胶样囊泡期、结节期、钙化期，各期均具有较为典型的影像表现，包括囊泡期表现为薄囊壁及头节，胶样囊泡期及结节期表现为厚囊壁及周围水肿带，钙化期表现为囊萎缩及钙化结节。

4. **病毒性脑炎**：主要累及脑膜和脑实质，分别称为病毒性脑膜炎和病毒性脑炎，二者同时受累称为病毒性脑膜脑炎。病毒性脑炎可引起脑组织水肿、神经细胞变性坏死、胶质细胞增生、炎症细胞浸润，并可导致急性脱髓鞘脑炎。根据感染病毒种类不同可分为单纯疱疹病毒脑炎、乙型脑炎、巨细胞病毒性脑炎、HIV 脑病等。典型表现为皮层受累为主的脑组织肿胀、密度降低，增强扫描邻近脑膜强化，MRI 可评估病变累及的部位及范围、脑水肿程度等。

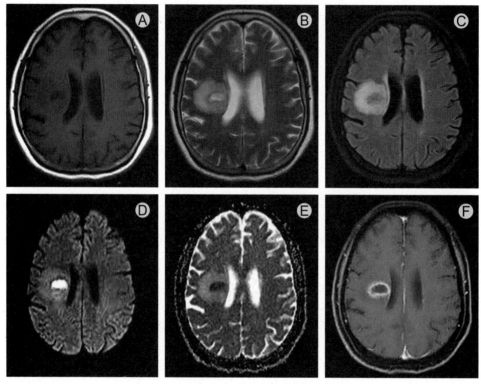

图 8-6　右侧额叶脑脓肿（化脓期和包膜形成期）

脓肿中心脓液呈 T_1WI 低信号、T_2WI 高信号、DWI 高信号，脓肿壁呈 T_1WI 等信号、T_2WI 稍低信号，增强扫描明显环形强化，周围伴大片水肿带。

影像与中医

中医辨证多基于临床症状，通过以病代证、病证结合，根据卫气营血辨证对颅内感染性疾病进行辨证治疗。影像学检查在颅内感染性疾病的诊断、鉴别诊断及疗效评估等方面均有重要的临床价值，尤其是 MRI 检查具有其独特优势。中医辨证多基于临床症状，影像可帮助中医辨证，急性期中医以热证、痰证和风证为主，而恢复期以阴虚证、气虚证为主，意识障碍型、精神异常型以痰证为主，混合型以风证为主。影像检查为颅内感染性疾病的中医辨证

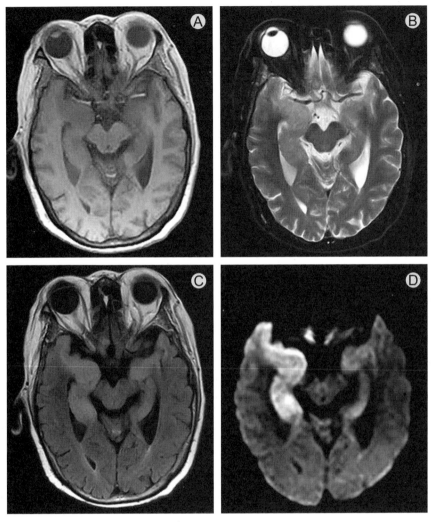

图 8-7 病毒性脑炎

双侧颞叶、海马及杏仁核区片状 T_1WI 低信号、T_2WI 及 FLAIR 高信号、DWI 高信号影，边界不清，局部脑组织肿胀。

治疗探索规律，为临床及研究提供客观影像指标。高级 MRI 技术包括结构和功能 MRI，如 VBM、SBM、DTI 及 FC、ALFF、脑网络和 fMRI 等方法，可从多角度研究感染性病变对脑组织结构及功能的损伤情况，有助于探索疾病潜在的神经病理机制及中医诊疗机制。

第七节　视神经脊髓炎

概　述

　　视神经脊髓炎（Neuro Myelitis Optica，NMO）又称 Devic 综合征，是一种免疫介导的炎性脱髓鞘和坏死性疾病，临床多以严重的视神经炎和长节段横贯性脊髓炎为特征性表现，好发青年女性，以 20～40 岁多见，复发率及致残率高。中医药治疗 NMO 具有改善神经功能缺损、预防复发的作用。

中医病因病机

　　中医认为 NMO 脱髓鞘疾病属于"痿证"范畴，NMO 的症状不同中医名称不同，以复视、视力下降甚至失明为主者称为"暴盲""青盲"；视力明显损伤，造成视物不清或视野缺损者称为"视瞻昏渺"；以运动障碍、无力为主，或者肌肉萎缩者，称为"痿证"；以肌肉关节疼痛、肢体强直痉挛为主者，称为痹证、痉证；以感觉障碍为主者称为"麻木不仁"。本病的病机归纳为：先天肾精亏虚，或后天脾胃失养，肝之阴血不足，气虚血瘀，痰湿热蕴而成。

检查方法

　　NMO 的首选检查方法是磁共振检查，常规 MRI 可以显示病变形态及其分布。头颅与脊髓 MRI 常规检查可以发现颅内与脊髓的病灶，眼部 MRI 可以观察视神经、视交叉及视觉传导通路是否有异常。功能 MRI 方面，NMO 在磁共振 DTI、磁敏感定量成像（QSM）等可有相应改变，但目前仍处于研究阶段。

◀ 影像表现 ▶

NMO 谱系疾病可表现为视神经炎、脊髓炎及脑损害等，其 MRI 表现具有一定的特点。

1. 视神经炎：视神经病变的病理表现为髓鞘脱失和炎性细胞浸润，单侧或双侧受累，更易累及视神经后段及视交叉，病变节段可大于 1/2 视神经长度。急性期表现为视神经增粗、强化，部分伴有视神经鞘强化。慢性期表现为视神经萎缩，形成"双轨征"。

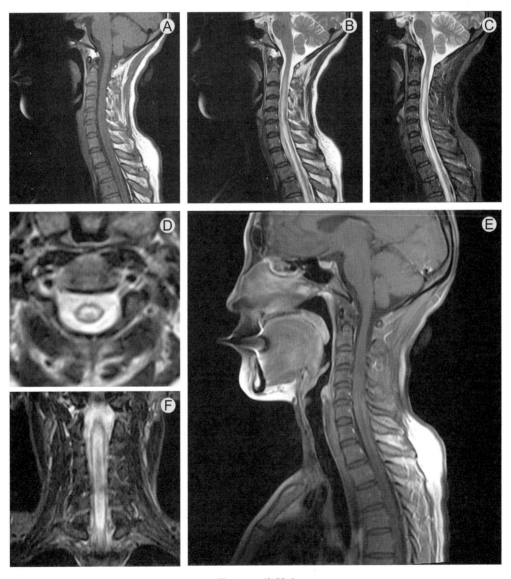

图 8-8　脊髓炎

颈胸段脊髓长节段 T_1WI 低信号、T_2WI 及 STIR 高信号影，增强扫描轻度强化，提示处于活动期。

2. 脊髓炎：纵向延伸的脊髓长节段横贯性脊髓炎最具特征性影像表现。其矢状位上多为连续性病变，其纵向延伸往往大于 3 个椎体节段，上胸段及颈段多见，颈髓病变可向上与延髓最后区病变相连。横断位上多累及中央灰质，呈圆形或"H"形，脊髓后索更易受累。急性期病变明显肿胀，T_1WI 低信号、T_2WI 高信号，增强后部分呈斑片状、线样强化，相应脊膜亦可强化。慢性恢复期可见脊髓萎缩、空洞，长节段病变可转变为间断、不连续改变。

3. 脑损害：超过半数患者最初脑 MRI 检查正常，但在随后的 MRI 复查中可发现异常非特异性病灶。因损害的部位不同，可产生极后区综合征（第四脑室周围）、急性脑干综合征（脑干、小脑或第四脑室周围）、急性间脑综合征（下丘脑、丘脑、第三脑室周围）、大脑综合征（皮质下或深部白质、大于 1/2 胼胝体、皮质脊髓束走行区）等不同症状。

影像与中医

MRI 在 NMO 的诊断、累及范围、疗效评估、预后评价等各方面具有重要价值，影像检查可为中医辨证分型、治疗机制、疗效观察等提供循证学依据，是中医相关研究不可或缺的工具。MRI 新技术的出现，为临床全面、准确评价视神经脊髓炎的病情演变和转归提供了重要依据，在中医治疗机制研究方面也具有重要价值。

第八节　脱髓鞘疾病

概　述

脱髓鞘疾病是一组发生在脑和脊髓以及周围神经，以髓鞘破坏、崩解和脱失等为主要特征的疾病。脱髓鞘是该类疾病最具特征性的病理表现，多发性硬化（Multiple Sclerosis，MS）是脱髓鞘疾病的代表。中医治疗以补益肝肾、化痰活血为主，补肾补气与祛邪并重，可降低致残率、改善肢体功能、减少疾病复发。

中医病因病机

脱髓鞘疾病中医归属于"痿证"范畴，本节以 MS 为例进行阐述。中医认为 MS 的病位在"奇恒之腑"脑髓，脑髓虚损为其主要病理特征，其发病与肾、肝、脾多脏功能失调密切相关，先天禀赋不足或素体亏虚为其病因病机之根本。正气虚弱，外感风寒湿邪，阻痹经脉；或外感风寒湿邪，入里化热，痰湿化热，痰热内扰，阻痹经脉；或久卧伤气、久病入络，气虚血瘀，阻痹经脉等，均可导致气血不畅，脑髓、四肢、筋骨、肌肉失养而发为本病。

检查方法

脱髓鞘疾病的影像学首选检查方法是 MRI。MRI 的软组织分辨率高，其多方位、多参数的成像方式在中枢神经系统疾病的定位定性诊断中有独到优势。常规磁共振扫描可提供病变的位置、大小、形态等，增强检查可提示病灶的病程阶段。MRI 灌注成像可以评估 MS 不同分期病变的血流动力学特点，提供常规 MRI 不能反映的脑血流和灌注异常；局部灌注异常可能是病灶最早的变化，对监测疾病变化、指导治疗非常有价值。

《 **影像表现** 》

MS 按发病的进程可分为活动期和慢性期，各期具有不同影像特点：

1. 活动期：表现为炎性反应，血管周围淋巴细胞浸润，形成血管周围袖套，髓鞘崩解和细胞增生，病灶常以小静脉为中心，继而扩大融合。沿白质深部小静脉周围的炎性脱髓鞘反应是影像学表现为"直角脱髓鞘征"的基础。增强扫描可提示疾病的活动程度，病灶呈环形、开环样强化，提示血脑屏障破坏，病灶有活动性。累及脊髓时以颈段和胸段多见，可呈斑点、斑片状、卵圆形或粗细不等长条状病灶，长轴与脊髓长轴一致，病灶多发，呈 T_1WI 等或稍低信号，T_2WI 高信号，急性期可有强化。累及视神经时急性期视神经肿胀、增粗，视神经鞘膜腔扩张，呈现"轨道征"，呈点状强化脱髓鞘病灶。

2. 慢性期：细胞浸润消退，髓鞘脱失，少突胶质细胞几乎消失不见，轴索相对保存，细

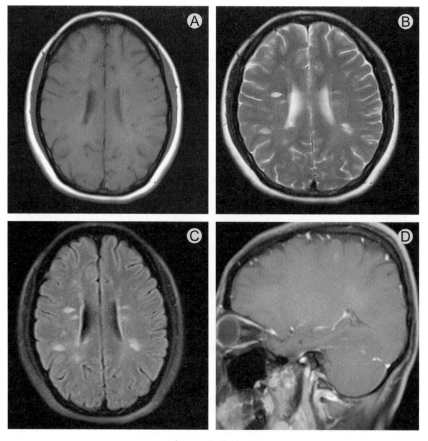

图 8-9　多发性硬化

双侧脑室旁垂直于脑室斑片状 T_1WI 低信号、T_2WI 及 FLAIR 高信号影，增强扫描呈开环样强化。

胞间隙增大，小静脉壁增厚并透明变性。于影像上斑块表现为 T_1WI 低信号，信号减低程度与髓鞘脱失、胶质增生、炎症反应的程度有关，T_2WI 高信号。累及脊髓时病灶小于 1/2 脊髓横断面积，多位于脊髓侧索和后索，神经长纤维束退行性改变可致脊髓萎缩；累及视神经时晚期视神经萎缩。

本病表现为时间及空间上的多发性，临床过程常为复发—缓解交替进行，激素治疗后 MRI 增强扫描病灶强化可消失。

影像与中医

影像检查可为中医辨证施治及疗效评估提供可靠证据。复发缓解型多发性硬化分为虚证与实证、寒证与热证，不同中医证型 MS 患者脑功能连接及结构存在差异；与实证相比，虚证患者在静息态下激活脑区的范围明显增多，涉及的脑功能区域更广泛，提示虚证 MS 患者的代偿机制可能较实证患者更完善；虚证 MS 患者纤维束的完整性更好，实证可能比虚证纤维束损伤趋向更明显。因此，我们可以通过不同影像检查方法探索不同中医证型 MS 脑功能方面的差异，为临床治疗及判断预后等提供有力依据。

第九节　颅内肿瘤

颅内肿瘤包括原发性和继发性肿瘤两大类，颅内肿瘤好发于 20～50 岁人群，其发病率约占全身肿瘤的 2%。手术切除、放化疗是目前西医治疗颅内肿瘤的常用手段，但常会导致患者机体的抗病能力和免疫能力下降，后期治疗效果不佳。中医药尤其是中西医结合治疗良、恶性肿瘤及其并发症有显著疗效，不仅可提高局部肿瘤的控制效果，还能有效保护机体生理功能，在肿瘤的术后康复、放化疗损伤、复发以及癌性疼痛等方面效果会更好。中医根据术后多种并发症的病因病机辨证治疗，对不同并发症的不同病情，采用中药汤剂、针灸等方法配合西医治疗或直接治疗均具有良好效果，为治疗颅内肿瘤术后并发症提供了更多的治疗选择。

中医病因病机

中医古籍无"脑瘤"病名的记载，根据患者临床症状，可将颅内肿瘤归属于"头痛""头风""呕吐"等范畴。中医多认为本病为髓海病变，与脏腑清阳之气相关，是由于内伤七情，脏腑功能失调，加之外邪侵入，寒热相搏，痰浊内停，长期聚于身体某一部位而成。

检查方法

颅内肿瘤的影像学检查方法首选 MRI，其较高的软组织分辨率能够清晰显示颅内的解剖结构，还可以多方位、多参数成像，且不受颅后窝伪影干扰。增强扫描对病变的定位、定性诊断具有重要价值。不同的功能成像技术，比如 MRS、PWI、DCE-MRI、DWI 等还有助于肿瘤的良恶性及分级诊断，并为治疗方案的选择及术后综合治疗提供帮助。CT 对钙化的识别优于 MRI，对瘤内出血及邻近骨质侵犯的识别优于 MRI。

《 **影像表现** 》

颅内肿瘤的部位、数目、大小、边缘、肿块的结构成分、临界脑组织的变化等形态学特点及伴随改变与肿瘤的生物学特性密切相关，肿瘤越大，形态越不规整，轮廓、边界越不清晰，提示恶性程度越高。增强扫描肿瘤增强与否及强化的程度与肿瘤的血供、血脑屏障损害程度密切相关，同一类型肿瘤强化程度越高，恶性程度越高。脑水肿是颅内肿瘤的常见并发症，多发生在脑白质，脑水肿的发生加剧了肿瘤的占位效应，肿瘤恶性程度越高，周围脑水肿程度越重。坏死、液化是恶性肿瘤的标志，肿瘤液化坏死区密度更低，在 T_1WI 上呈低信号，T_2WI 上呈高信号，FLAIR 呈低信号，增强扫描坏死区不强化。肿瘤内出血以恶性胶质瘤和转移瘤多见，出血灶在 CT 上呈高密度，在 T_1WI 呈高信号，SWI 对于微出血灶显示较为敏感。

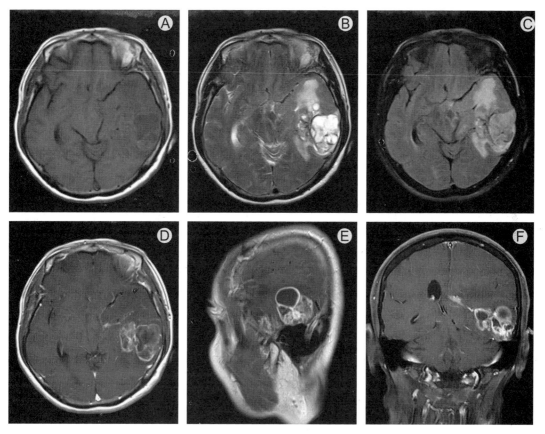

图 8-10 左侧颞叶胶质瘤

左颞叶混杂信号肿块，呈 T_1WI 低信号、T_2WI 不均匀高信号影，增强扫描明显不规则环形强化，可见壁结节，周围伴大片不规则水肿带。

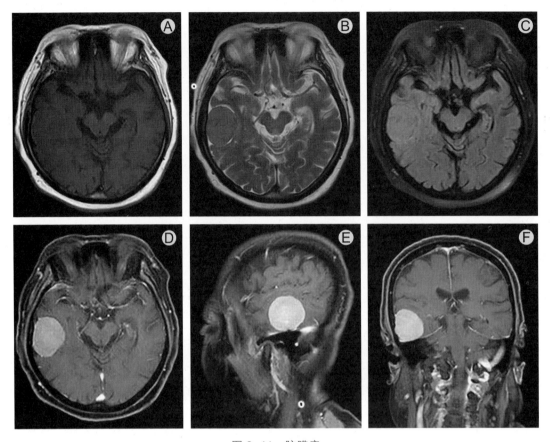

图 8-11　脑膜瘤

右侧颞部肿块，呈 T_1WI 等低信号、T_2WI 及 FLAIR 稍高信号影，增强后明显强化，与邻近脑膜相连，见"脑膜尾"征。

◆ **影像与中医** ◆

　　影像学检查在颅内肿瘤的诊断、疗效评价、预后评估等方面具有重要价值，可极大拓展中医的应用范围，帮助中医进行辨病，明确"头痛""头风""呕吐"等具体原因，对疾病发生发展过程的监测具有重要作用。除此之外，影像学检查可以为中医治疗颅内肿瘤提供客观的数据支持，作为随访手段评估中医治疗是否控制肿瘤的发生发展甚至逆转疾病进程，协助临床调整治疗方案。基于脑功能成像的磁共振检查，如 DTI 成像可以直观显示白质纤维束的完整性、白质纤维束是否受肿瘤所累及，MRS 可以反映局部脑组织的代谢情况，为中医辨证提供理论依据。近年出现的 DKI 成像、NODDI 成像、CEST 成像等能够提供更加丰富的结构和功能信息，为疾病的诊断和疗效评估提供了更多重要的信息。

（彭聪　郭定波　肖冬玲　孔丽娜　赵一蓉　张玉龙）

参考文献

[1]谢涛.病毒性脑炎的临床电生理和影像学检查与中医辨证的相关性研究[D].石家庄:河北医科大学,2006.

[2]彭海艳,张春妮,吕柳.张建平从毒论治原发性血小板增多症经验[J].山东中医杂志,2021,40(08):863-866.

[3]陈可冀,史大卓,徐浩,等.冠心病稳定期因毒致病的辨证诊断量化标准[J].中国中西医结合杂志,2011,31(03):313-314.

[4]姬少珍,张允岭,张志辰,等.脑卒中(含短暂性脑缺血发作)伴/不伴颅外动脉狭窄患者危险因素比较及中医证候要素分析[J].北京中医药大学学报,2015,38(1):63-67,72.

[5]院立新,陈澈,李净娅,等.出血性中风病机再认识[J].中西医结合心脑血管病杂志,2014,12(1):111-112.

[6]缪学建,宋志富,庞国银,等.八珍汤联合通窍活血汤辅助治疗颅内肿瘤术后气虚血瘀证的临床观察[J].中国实验方剂学杂志,2016,22(10):175-179.

[7]都书樟,王文萍,李晓斌,等.颅内肿瘤术后并发症的中医治疗研究[J].中外医学研究,2021,19(11):188-191.

[8]北京中医药学会脑病专业委员会.多发性硬化/视神经脊髓炎中医临床诊疗规范[J].首都医科大学学报,2018,39(6):833-835.

[9]于顾然.多发性硬化病的中西医结合临床教学探讨[J].中国中医药现代远程教育,2018,16(14):20-21.

[10]于姚.复发—缓解型多发性硬化中医虚实寒热证候与影像学相关性研究[D].北京:北京中医药大学,2017.

[11]刘清军.《三叉神经痛诊疗中国专家共识》解读[J].中国现代神经疾病杂志,2018,18(9):643-646.

[12]雷楠,黄杰,徐龙,等.原发性三叉神经痛的多模态结构神经影像研究进展[J].中国疼痛医学杂志,2021,27(4):287-291.

[13]杨洁,胡芳晓,杨传华.中医论治血管性头痛[J].世界科学技术-中医药现代化,2020,22(12):4111-4114.

[14]邱璐,庄欣,张积宁,等.九味羌活汤加味治疗血管性头痛验案举隅[J].中西医结合心脑血管病杂志,2019,17(14):2239-2240.

[15]陈峥杰,钟儒婷,周围,等.应用相位对比磁共振血管成像探讨青中年血管性头痛患者的脑血流动力学表现[J].临床放射学杂志,2020,39(05):890-894.

[16]刘泽华,李涛,王豆,等.从肝强脾弱论治血管性帕金森综合征[J].陕西中医,2021,42(3):360-362.

［17］王雅娟,张秀敏.从三焦气化探讨血管性帕金森综合征的中医病机［J］.北京中医药,2016,35(5):475-477.

［18］北京中医药学会脑病专业委员会.多发性硬化/视神经脊髓炎中医临床诊疗规范［J］.首都医科大学学报,2018,39(6):833-835.

［19］樊永平.视神经脊髓炎谱系病的中医辨识［J］.环球中医药,2018,11(4):571-573.

［20］骆书庆,赵铎,潘亚茹.37例视神经脊髓炎谱系疾病中医证候分布规律及临床特点的研究［J］.中医研究,2019,32(6):39-42.

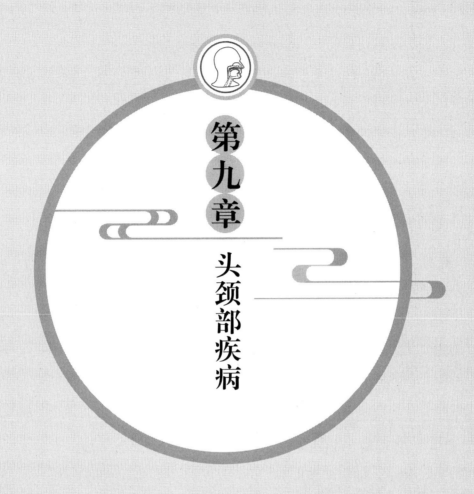

第九章

头颈部疾病

第一节　概述

头颈部结构复杂，组织结构丰富，解剖结构精细，其病变包括损伤、肿瘤、急慢性炎症、先天发育异常等。因各结构间关系紧密，患者常起病隐匿，临床表现多样，给疾病的诊治带来极大的困难。影像技术的发展，尤其是多排CT和高场磁共振的出现，能多方位、多角度、清晰地显示解剖结构及病变，使头颈部疾病的检出率大幅提高。

中医在头颈部疾病诊治的应用广泛，多采用辨证施治，依据不同时间、地点、地域，根据每个人不同的情况，因地因时制宜而施治。中医的治疗手段丰富，包括中药、针灸、艾灸、推拿按摩、气功以及其他养生等多种手段。中医依照阴阳五行学说，将人体作为整体进行综合调节。颈部占位性病变统称为瘿病，中医治疗在延缓该病的病变进程、扶正等方面发挥着巨大作用。

目前，放射影像学检查在头颈部病变的诊断中发挥着重要作用，依托CT、MRI可以观察病变的有无、大小、形态、边界、密度、信号、成分、位置、与毗邻结构的关系，监测病情进展，评估病变严重程度、并发症，评价治疗效果。常用检查技术包括传统X线检查、CT、MRI等。传统X线检查广泛应用于腺样体肥大、骨质病变、颈椎病变等，但无法观察颈部细微结构。颈部CT、MRI检查因其空间及密度分辨率高，断层图像可以不受器官、组织间的相互遮挡，可直接、全面地观察病变，有助于早期检出细微结构病灶，CT还可用作导向行经皮穿刺引流、活体组织检查等。CT增强扫描通过了解病变血管情况，提高了肿瘤检出率，有助于病变的定性及血管本身疾病的诊断。DWI能反映组织水分子的弥散状态，有助于肿瘤性病变的定性，DTI可以对脊髓纤维束进行观察，SWI能敏感地检测出不同组织间磁敏感度的差异，MRS有助于分析肿瘤性病变各组织的成分。通过计算机技术，利用影像组学手段分析影像数据，进行定量信息挖掘，可以为头颈部疾病的诊断、疗效预测、预后判断等提供更精准的数据。

第二节　儿童腺样体肥大

概　述

腺样体亦称咽扁桃体或增殖体，位于鼻咽部顶部与咽后壁处，属于淋巴组织，出生后腺样体随着年龄增长而逐渐长大，2～6 岁时为增殖旺盛期，10 岁后逐渐萎缩。腺样体肥大（Adenoidal Hypertrophy，AH）系腺样体因咽部感染或反复炎症刺激而发生的病理性增生，常与慢性扁桃体炎、扁桃体肥大合并存在。本病多见于儿童，尤其是 10 岁以下的儿童。现代医学以手术切除腺样体为本病的主要治疗手段，但术后常反复而出现再次肥大，且腺样体切除术目前仍存在争议。中医认为腺样体肥大是结果，应以病因治疗为根本，中医药治疗儿童腺样体肥大具有安全有效、不良反应少的特点，在临床被广为接受。

中医病因病机

中医古籍文献中对腺样体肥大没有明确记载，亦无相应病名，根据主要临床症状，多将本病归属于"鼾症""鼾眠"范畴。本病病机以肺、脾、肾三脏不足为本，外邪、热毒、痰阻、气滞、血瘀为标。小儿肺、脾、肾三脏功能薄弱是本病发生的根本原因。患儿多因外感实邪诱发本病，肺脾虚弱，卫外不固，正气不能驱邪于外，邪气入里化热，热毒炼液为痰，痰热阻滞气机，日久气血瘀阻，痰瘀互结于咽喉而成此病。

检查方法

儿童腺样体肥大的影像检查方法有鼻咽部 DR 侧位片、CT 和 MRI。鼻咽部 DR 虽然可以对腺样体肥大进行确诊，但难以显示鼻腔、鼻窦的细微解剖结构。鼻咽 CT 检查操作简便、密度分辨率高，通过 MPR 和仿真内镜技术可以多角度观察腺样体的位置、大小和形态，目前应用较广。鼻咽部 MRI 有较高的软组织对比度，横断面及矢状面图像能精准诊断腺样体肥大，对病变的定性、分期及鉴别诊断具有重要意义。

《 **影像表现** 》

　　腺样体肥大在影像上主要表现为腺样体异常增厚，后气道间隙不同程度变窄，气道间隙狭窄程度与病变进展程度紧密相关。通过 DR 侧位摄片即可很好显示鼻咽腔的宽窄情况，应用腺样体厚度（A）、鼻咽腔宽度（N）的比率 A/N 值及后气道间隙（PAS）的宽度可以评估腺样体大小与鼻咽腔阻塞情况，为临床诊断和治疗腺样体肥大提供可靠的影像依据。

　　DR 侧位片的 A/N 比值诊断标准为：0.5～0.6 为正常；0.61～0.70 为中度肥大；0.71 以上为病理性肥大；0.80 以上为显著肥大。PAS 标准：≥10 mm，属正常范围；6～10 mm，提示腺样体生理性或中度肥大；≤5 mm，可认为腺样体重度肥大；≤3 mm，患儿多有张口呼吸。文献报道指出：当 A/N 值≥0.71、PAS≤3 mm 时可作为手术指征。

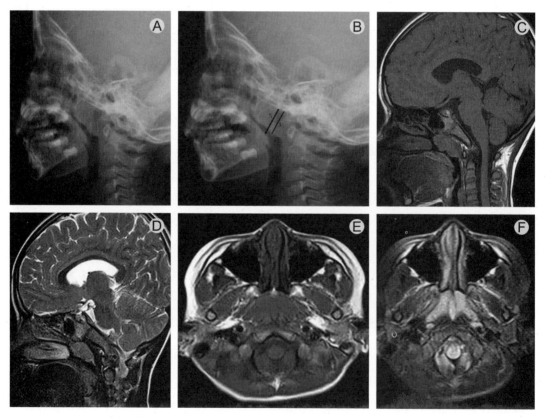

图 9-1　腺样体肥大

腺样体增厚，相应气道变窄，MRI 对腺样体显示更加清晰，呈 T_1WI 等信号、T_2WI 高信号；图 B 为腺样体 A、N 值测量示意图。

CT 上儿童腺样体肥大分为 3 型。Ⅰ型（单纯型）：鼻咽顶后壁增厚并形成肿块，鼻咽腔变形、狭窄，上气道变窄；Ⅱ型（Ⅰ型并发鼻窦炎）：除Ⅰ型表现外，同时伴有副鼻窦黏膜增厚及窦腔变窄等慢性鼻窦炎表现，或有鼻甲肥大；Ⅲ型（Ⅰ型并发分泌性中耳炎）：除Ⅰ型表现外，伴有咽鼓管咽口粘连、狭窄及中耳乳突积液。

影像与中医

DR 和 CT 检查对儿童腺样体肥大具有很高的诊断价值，能够对腺样体予以清晰显示，并能较好评估鼻咽腔的阻塞程度。MRI 能反映肥大腺样体的组织成分，是否水肿、纤维化，是否合并化脓感染等，可评估中医手段对儿童腺样体肥大的治疗疗效，可进一步获取不同中医病因机制的疗效差异，为中医干预手段是否有效提供依据。

第三节　甲状腺相关眼病

概　述

甲状腺相关眼病（Thyroid Associated Ophthalmopathy，TAO）是一种与 Graves 病相关的自身免疫性疾病，伴或不伴有甲状腺功能亢进。本病的主要表现为：眼睑退缩、结膜充血水肿、眼眶疼痛、眼球突出、眼球运动障碍、复视、暴露性角膜炎和视神经受累。目前现代医学多采用支持疗法、大剂量强的松冲击疗法、球后放疗、生长抑素类似物、抗氧化剂以及手术治疗等方法，但长期疗效不确定，治疗后易反复，存在治疗禁忌证及并发症。中医对本病的疗效肯定，且具有毒副反应小、治疗方法多样化等优点。

中医病因病机

中医认为 TAO 归属于"目珠突出""鹘眼凝睛"等范畴。其病机为情志失调，肝气郁滞，气血运行不畅，水湿停聚日久而成痰成瘀；或肝郁克脾土，脾气亏虚，水湿运化失调，日久化痰，痰湿瘀滞；或素体肾阴亏虚，阴虚不能敛阳，阴阳失调，气血运化失衡，形成气滞、痰湿、血瘀，凝聚于目而致眼病。中医体质以气郁质、阴虚质居多；活动期 TAO 以气郁质、痰湿质居多。

检查方法

TAO 的影像检查方法首选 CT 和 MRI，两者互有优势。眼眶 CT 在显示眶壁的骨质改变（如眶壁骨髓炎等）方面优于 MRI；而眼眶 MRI 的软组织分辨率优于 CT，平扫及增强扫描联合脂肪抑制技术对急性眼球内和眼眶内的炎症，以及颅内、外毗邻结构（如脑实质、海绵窦、颌面部）的并发症具有较好的显示，为临床提供客观依据。磁共振 DWI 和 ADC 值对鉴别炎性假瘤和眼眶淋巴瘤的准确度很高，对于炎性假瘤、眼眶淋巴组织增生和蜂窝组织炎这三类疾病的鉴别诊断也能提供客观依据。

影像表现

TAO 的主要影像表现包括眼球突出、眶脂体增厚、眼外肌肥大及眶壁压迫性改变，其中以眼外肌肌腹增粗为典型。眼外肌肌腹因淋巴细胞和浆细胞浸润而增粗，但肌腱部分不受累，影像表现为双侧、多发、对称肌腹增粗，肌腱不增粗，以下、内直肌多见，T_1WI 呈等或低信号，急性期 T_2WI 呈稍高信号，中晚期 T_2WI 呈等或稍低信号，增强扫描明显强化。

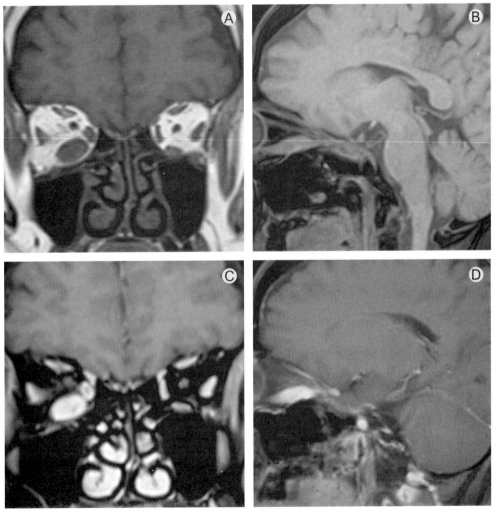

图 9-2 甲状腺相关眼病

双侧外直肌、右侧下直肌增粗，增强扫描呈明显均匀强化。

影像与中医

　　中医药治疗甲状腺相关眼病，可根据其不同发展阶段辨证论治、随症加减，具有个体化治疗的特点。目前以影像检查为基础的甲状腺相关眼病中医相关研究未见报道，影像不仅能评估中医治疗后眼眶病灶及周围结构的病情变化，还可以通过 MRI 的多参数显示活动期与非活动期的差异，可为甲状腺眼病的中医辨证施治研究提供理论基础。

第四节　鼻窦炎

概　述

　　鼻窦炎（Nasosinusitis）是鼻窦黏膜的炎症性疾病，多继发于急性鼻炎或上呼吸道感染，主要表现为鼻塞、浓涕、头面部疼痛、嗅觉减退等症状，是鼻科的常见病、多发病。临床上鼻窦炎多与鼻炎同时存在，可以分为急性鼻窦炎和慢性鼻窦炎。慢性鼻窦炎常合并哮喘及慢性阻塞性肺疾病等下呼吸道疾病，越来越受到关注。中西医结合治疗慢性鼻窦炎安全性高，可有效缓解症状、改善患者生活质量。

中医病因病机

　　鼻窦炎在中医上被称之为鼻渊，其病名首见于《素问·气厥论》，其病机为"胆移热于脑，则辛頞鼻渊"，主要与肺、脾胃、胆等脏腑功能失调有关，实证多为肺经风热、胆腑郁热、脾胃湿热所致，虚证多由肺气虚寒及肺气虚弱所致。鼻渊病位在鼻，与肺、脾胃、肝胆等脏腑密切相关。

检查方法

　　鼻窦炎的首选检查方法是 CT 和 MRI，两种影像检查可形成优势互补。鼻窦 CT 由于空间分辨率高，薄层扫描和三维重建对观察病变较为细致和全面，CT 还对鼻窦炎的钙化及窦壁骨质的改变比较敏感。与 CT 相比，MRI 可以更清晰显示的炎症的范围及邻近结构的侵犯情况，多参数成像有利于炎性成分的分析，有助于疾病的鉴别诊断，但 MRI 对鼻窦钙化及骨质的改变显示效果不如 CT。

影像表现

鼻窦炎的 CT 检查可分为单纯型鼻窦炎、鼻窦炎伴鼻息肉及全组鼻窦炎伴多发性息肉三类，主要影像表现为：黏膜增厚、黏膜囊肿、骨质吸收或硬化。

各种原因导致的鼻窦炎症，可引起鼻窦黏膜增生、息肉样肥厚、部分萎缩和纤维化，造成黏膜下囊肿，可见表面黏液和黏脓性分泌物，窦壁骨质硬化、吸收。真菌感染可侵犯血管、骨质，引起钙化。

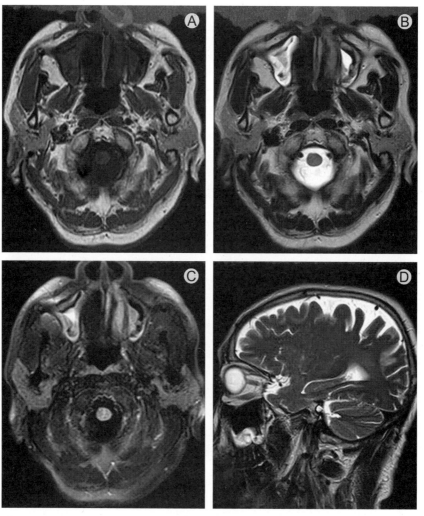

图 9-3　鼻窦炎

双侧上颌窦黏膜环壁增厚，呈 T_1WI 低信号、T_2WI 及 FLAIR 高信号。

影像与中医

不同病因所致鼻窦炎的局部病理生理和结构的改变不同，从而形成不同的中医证型。影像检查能够对病变的解剖生理及病理基础进行分析，从而有助于中医辨证的病机分析。利用影像学的可视性，延伸望诊，完善循证医学，参与中医理论现代化研究，有助于病证本质及病证规范化的研究及疾病的治疗。

第五节　扁桃体炎

　　扁桃体炎（Amygdalitis）分急性扁桃体炎和慢性扁桃体炎。急性扁桃体炎是一种很常见的咽部非特异性炎症，乙型溶血性链球菌为其主要致病菌，临床以剧烈咽痛、吞咽困难为主要表现。慢性扁桃体炎多由急性扁桃体炎反复发作或因隐窝引流不畅，导致扁桃体窝内长期发生病毒、细菌滋生感染而引起，临床表现为反复发作的咽痛、咽部异物感、咽喉发干、痒，刺激性咳嗽，易感冒，口臭等。此疾病患者的临床特点为病因复杂、反复发作率较高、治疗周期较长，给患者正常的工作与生活带来很多不适。中医药治疗扁桃体炎有其独到的效果。

中医病因病机

　　扁桃体炎属于中医"乳蛾"范畴，分为风热乳蛾、虚火乳蛾。因风热邪毒侵犯引起的乳蛾，属风热实证，相当于急性扁桃体炎。因脏腑亏损，虚火上炎而致的乳蛾，称虚火乳蛾，多因风热乳蛾或风热喉痹治而未愈，缠绵日久，邪热伤阴而致，或因温热病后余邪未清而引发。脏腑虚损以肺阴虚、肾阴虚为多。也有由于先天禀赋不足，后天肺脾气虚，虽不为邪毒所染，但因气血凝滞而成石蛾。

检查方法

　　扁桃体常用的影像检查方法有 CT 和 MRI 检查。对于发热、咽痛、张口困难的患者，若怀疑扁桃体周围脓肿，可选择颈部 CT 扫描。CT 检查可以提供准确的断层解剖图像，扫描时间短、无创性，是咽部炎性病变的首选影像学检查方法。对于 CT 显示病变边界不清或者怀疑病变向周围蔓延扩散时，可以行 MRI 进一步检查以明确诊断，对鉴别诊断也有重要的价值。因为 MRI 有良好的软组织对比度，对扁桃体周围脓肿的定性诊断、病变有无向周围蔓延扩散的显示比 CT 更优越。

《 **影像表现** 》

急性扁桃体炎患者的咽部黏膜弥漫性充血水肿，扁桃体肿大并可形成脓肿。影像学表现为不同程度的扁桃体肿大，相应口咽腔狭窄，当伴有脓肿形成时可见液化坏死区，颌下淋巴结可见肿大。

慢性扁桃体炎根据病理特点可以分为增生型、纤维型和隐窝型。增生型表现为扁桃体不同程度增大。纤维型腺体变硬、变小，此型影像学检查可为阴性表现。隐窝型最易形成脓肿，当脓肿形成时可见扁桃体区的低密度液化区。

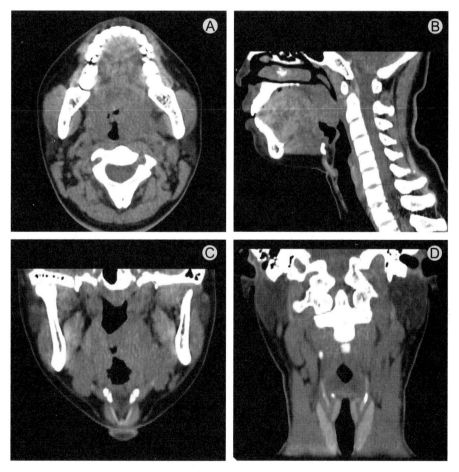

图 9-4 扁桃体炎

口咽壁软组织不均匀增厚、肿胀，相应口咽腔变窄，周围脂肪间隙清晰，颈部多发淋巴结肿大。

影像与中医

影像学检查主要用于病灶范围的确定，周围组织的侵犯情况、脓肿是否形成以及疾病发生发展过程的监测。影像学表现与中医辨证分型也有一定的相关性，如风热乳蛾者常表现为扁桃体肿大，而肺阴虚、肾阴虚者影像学检查常无阳性改变。虽然影像学检查不是扁桃体炎的首选检查方法，但是对于咽痛、张口困难的患者，用影像学检查的方法可以减轻痛苦，而且影像学检查对病灶范围的显示、周围组织情况的判断也具有独到的优势。

第六节 慢性中耳乳突炎

慢性中耳乳突炎（Chronic Otitis Media Mastoiditis）又称慢性化脓性中耳炎，是指中耳黏膜以及鼓膜或骨质化脓性炎症的总称，多由急性中耳炎迁延所致。本病的常见症状为耳痛、耳漏、听力下降及鼓膜穿孔，严重者可引起颅内、外并发症。本病是耳鼻喉科的常见病、多发病，病程较长，易反复感染，治疗难度大。中医辨证治疗根据对患者病情的整体了解，采取针对性的治疗方案，能高效清除病灶，提升临床疗效。

中医将本病称为"脓耳""耳疳"。本病的发生，外因多为风热湿邪侵袭，内因多属肝、胆、肾、脾等脏腑功能失调，或风热湿邪侵袭，引动肝胆之火，内外邪热结聚耳窍，蒸灼耳膜，血肉腐败则生脓汁而成脓耳；或正气素弱或久病体虚，正气不胜邪毒，邪毒滞留，兼以脾虚运化失健，水湿内生，泛溢耳窍，而成脓耳；或先天不足或劳伤肾精，以致肾元亏损，耳窍不健，邪毒易于滞留，使急性实证脓耳演变为慢性虚证脓耳。

传统 X 线检查现较少用于慢性中耳乳突炎的诊断。CT 检查可以显示 DR 不能显示的软组织病变，尤其 CT 高分辨率扫描更清楚地显示骨质破坏情况、能显示听小骨，对治疗方式的选择具有重要意义。MRI 检查对炎性分泌物更敏感，对侵犯范围的评估更准确，是了解是否合并有颅内并发症的最佳检查手段。

◈ **影像表现** ◈

慢性中耳乳突炎根据病理学分型可分为单纯型、肉芽肿型及胆脂瘤型。

1. 单纯型：本型病变主要局限于中耳鼓室内黏膜，一般无肉芽组织形成。病理表现为鼓室黏膜充血、肥厚，腺体分泌活跃。影像学表现为鼓室及鼓窦被软组织密度影充填，鼓室壁骨破坏不明显。盾板无骨质破坏，鼓室上隐窝不扩大。

2. 肉芽肿型：随着病程的进展，病变超出黏膜组织，累及邻近骨质，造成骨质的不同破坏，并可伴有肉芽组织或息肉形成。影像学表现为鼓室及乳突气房内软组织影，鼓室壁骨质破坏，鼓室上隐窝扩大，鼓室盖可增厚、硬化或者破坏，外耳道后壁骨嵴也可破坏。

3. 胆脂瘤型：此型病变时由骨膜、外耳道内的复层鳞状上皮生长堆积成团块、压迫并破坏周围骨质所致。影像学表现为鼓室壁硬化，鼓窦入口增大，鼓膜上隐窝扩大被软组织密度影占据，盾板骨质破坏是胆脂瘤的特征性表现。

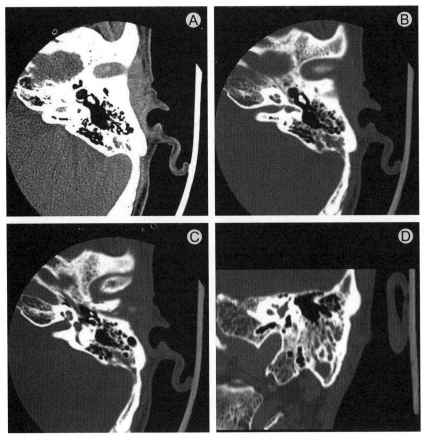

图9-5 单纯型中耳乳突炎

左侧中耳乳突小房内软组织密度影，部分乳突小房扩大，骨质无破坏，听小骨结构完整。

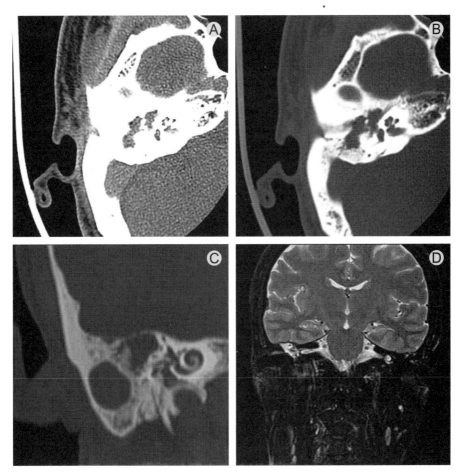

图 9-6 胆脂瘤型中耳乳突炎

右侧中耳乳突、室窦内软组织密度影，部分乳突小房、鼓室扩大，邻近骨质侵蚀，听小骨部分破坏，MRI 可显示病变对邻近神经的侵犯。

影像与中医

　　影像学表现与中医病机是相符的。中医认为风邪、湿浊、肾虚和脾虚之痰郁结，在中耳鼓室长久积存导致"脓耳"的发生，影像学则表现为中耳内的软组织密度影。影像学检查可以清晰地显示病变的部位、累及的范围，为治疗疗效的监测提供客观依据。

第七节 鼻咽癌

概 述

鼻咽癌（Nasopharyngeal Carcinoma）是指发生于鼻咽隐窝和顶壁的恶性肿瘤，发病率为耳鼻咽喉恶性肿瘤之首。本病早期症状较为隐匿，大多以颈部淋巴结肿大为首发症状，其他常见症状为鼻塞、涕中带血、耳闷堵感、听力下降、复视及头痛等。我国华南地区鼻咽癌发病率高，最常发生于中年人，男性较多见。目前放射治疗是鼻咽癌的首选治疗手段，但仍有10%~30%的患者治疗后出现复发或远处转移。中药具有放疗增敏、减毒、抑癌的作用，可通过调节免疫提高放化疗的敏感性，达到提高疗效的目的，结合中医辨证治疗效果更为显著。另外，中医对放化疗产生的骨髓抑制、胃肠道反应、口腔黏膜反应都有明确疗效，能促进术后瘢痕愈合，提高生命质量。

中医病因病机

古代中医并没有鼻咽癌，可归属于中医"失荣""上石疽""鼻渊"等范畴。病因与机体内外多种致病因素有关系。情志不遂，肝气郁结，或饮食不节阻滞肠胃，或素体蕴热，复感外邪，均可壅结化为六毒，火毒困结形成癌肿；肝胆火旺，灼液为痰，或脾失健运，痰浊内生，则痰凝成块，气滞血瘀，肝郁气滞，血行受阻，气血凝滞经络，积聚成肿块；正气虚弱，先天不足，脏腑失调，气血不畅，经络阻滞，也可形成或促生癌肿。癌症后期，气血渐耗，脏腑日衰，失却荣养，渐成重症，最后元气丧尽，不治而死。

检查方法

鼻咽癌的影像检查方法一般首选 CT 和 MRI。鼻咽部 CT 扫描具有较高的空间分辨率，不仅能显示鼻咽表层结构的改变，还可以显示鼻咽癌向周围结构组织及咽旁间隙浸润的情况，对颅底骨质破坏情况的显示优于 MRI。MRI 的软组织分辨率比 CT 高，鼻咽部 MRI 检查可以确定肿瘤的部位、范围以及周围结构组织的受累情况。对于放疗后复发的鼻咽癌，MRI 还可以鉴别放疗后组织纤维化和复发的肿瘤，弥散加权成像还可以预测鼻咽癌对诱导化疗的敏感性。

影像表现

鼻咽癌最常见于鼻咽顶部，其次为侧壁和咽隐窝，主要影像表现包括肿块、邻近结构侵犯及远处转移。早期鼻咽癌的影像表现与发病部位相关，发生于咽隐窝区者表现为咽隐窝变浅、消失，发生于鼻咽侧壁者表现为咽鼓管圆枕增厚、僵直、表面不光整，咽鼓管咽口狭窄或闭塞。中晚期鼻咽癌者主要表现为邻近组织结构侵犯及远处转移。

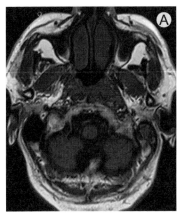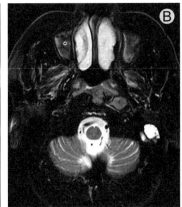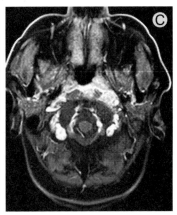

图 9-7 鼻咽癌

鼻咽部顶后壁及左侧壁软组织增厚，咽隐窝变浅、消失，可见不规则 T_1WI 低信号、T_2WI 高信号影，增强扫描明显强化。

影像与中医

常规 MRI 在诊断鼻咽癌方面具有较高的准确率，在鼻咽癌侵犯范围的定位、治疗效果的评估、转移性淋巴结的鉴别诊断及早期发现治疗后复发灶等方面具有重要价值。中医辨证治疗能够提高鼻咽癌患者的机体免疫功能，减轻放疗毒性反应。鉴于此，我们可以通过 MRI 评估放化疗结合中医辨证疗法对鼻咽癌的疗效，从影像角度观察中医药对放疗减毒作用的相关影响，从而达到提高患者治疗效果的目的；同时将其作为随访干预手段，评估肿瘤的发生发展过程，协助临床调整治疗方式，帮助中医评估预后。

第八节 甲状腺癌

概　述

甲状腺癌（Thyroid carcinoma）是最常见的内分泌系统恶性肿瘤，病理分型包括乳头状癌、滤泡状癌、未分化癌和髓样癌，以乳头状癌最常见。任何年龄均可发病，但以青壮年多见。早期多无明显症状，常无意中或体检发现，进展期的临床表现为甲状腺内发现肿块，触诊质硬、固定，占位效应可累及邻近结构，累及神经时可引起声音嘶哑，推压气管、食管等可出现呼吸、吞咽困难等症状，可发生淋巴结转移。中医药手段被广泛运用于甲状腺癌术后的治疗，可升高体内甲状腺激素水平，减少优甲乐使用，减少复发率和肿瘤转移。

中医病因病机

甲状腺癌归属于中医学"瘿瘤""石瘿"范畴，是机体瘀、毒、虚的病理反应，以血瘀、痰最为多见。其主要病理改变是痰邪内凝，而痰邪的形成和湿化又与脾、肾脏的阴阳、津液、气血代谢息息相关。脾主化生水谷精微，脾为生痰之源，若脾气虚损，则水谷不化，痰湿内生；痰凝与气郁相互搏结，交阻于颈，遂成瘿瘤；继之气郁而累及血循，血行不畅，瘀阻经络，痰凝又更阻碍血运，痰瘀交凝，瘿肿更趋坚硬。气、痰、瘀三者壅结颈前是瘿瘤的基本病理。

检查方法

甲状腺肿瘤的常用影像检查方法有超声、CT及核医学显像等。超声凭借其操作简便、准确率高、无创的特点成为甲状腺肿瘤的首选检查。高分辨率的彩超影像可以显示甲状腺肿瘤的部位和形态，同时获得甲状腺内部及周边的血流信号，为甲状腺肿瘤的良恶性鉴别提供帮助。甲状腺癌晚期时，在喉、气管等周边结构受累的情况下，CT可以较好地显示病灶与周边血管的关系。CT 还可以避免骨骼、气体、钙化等因素的影响，但对小病灶的显示不及超声。能谱 CT 可以实现多参数的定量分析。核医学显像在甲状腺癌早期分期、肿瘤复发转移、治疗方案选择等方面有不可替代的作用。MRI 的软组织分辨率高，对甲状腺肿瘤的成分分析具有重要价值，有利于显示甲状腺癌的合并改变。

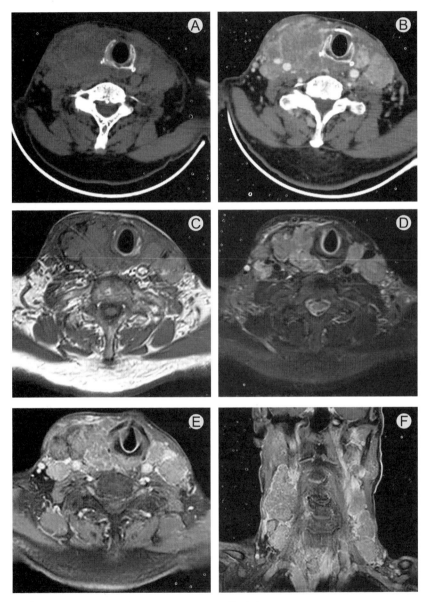

图 9-8 甲状腺癌

甲状腺不规则增大，其内见边界不清的不均匀低密度，并可见散在钙化灶及更低密度坏死区，颈部多发淋巴结肿大；MRI 呈 T_1WI 等低信号、T_2WI 高信号为主的混杂信号影，增强后明显不均匀强化，并见肿块局部突破包膜侵犯邻近组织。

影像表现

甲状腺癌主要表现为甲状腺结节形成，部分可见钙化，颈部淋巴结可肿大。

1. 甲状腺结节：由于肿瘤组织的聚集生长而形成，实性结节由肿瘤组织聚集形成，恶性肿瘤因生长迅速，表现出恶性生物学行为，而于邻近组织结构交错，分界不清，甚至侵犯邻近组织细胞，影像表现为形态不规则肿块，增强扫描强化不均匀。具有分泌功能的肿瘤可因分泌液体而形成囊性组织。当肿瘤过大，或者养分供给不足时，其结节内可发生坏死，坏死组织也可表现为液性区。

2. 钙化：恶性肿瘤内常可见细小钙化，钙化常表现为针尖状或呈簇状分布，CT 检查可提供钙化大小、形态、分布等信息。

影像与中医

甲状腺癌以痰瘀互结证、肝郁气滞证、痰结血瘀证三个证型最为多见，其中痰瘀互结证最多，各证型辨证施治各有差异，影像学检查方法可以清楚地将病变的位置、大小、形态、密度、组织构成等展示出来，可为中医辨证分型提供客观依据，帮助解释临床症状。同时影像检查可帮助中医动态监测病变的转归，也为治疗效果提供客观依据。近年出现的能谱 CT可以实现多参数的定量分析，可以提供碘含量、标准碘含量、能谱曲线斜率等定量参数，帮助甲状腺肿瘤的定性，同时可用于评估颈部淋巴结转移及疗效等。

（彭聪　郭定波　肖冬玲　孔丽娜　赵一蓉　张玉龙）

参考文献

[1]汪晓露,赵勇,谢敏,等.左新河运用药对分期治疗甲状腺相关眼病经验[J].吉林中医药,2021,41(8):1025-1027.

[2]杨娇,李慧丽.中医治疗甲状腺相关性眼病的研究概况[J].临床医学研究与实践,2021,6(25):190-192.

[3]张月,陈一兵,王炜,等.甲状腺相关眼病患者中医体质分布规律及相关因素研究[J].中国中医眼科杂志,2019,29(1):31-34.

[4]朱华英,刘新泉,魏锐利,等.清热化坚汤治疗眼眶特发性炎性假瘤的临床研究[J].中国中医眼科杂志,2016,26(2):85-88.

[5]刘蓬.中医耳鼻咽喉科学[M].第4版,北京:中国中医药出版社,2016:111-112.

[6]NafirAbdulJaleel.磁共振图像纹理分析在晚期鼻咽癌分期中的应用及对鼻咽癌治疗反应的预测价值[D].大连医科大学,2018.

[7]陈笑军,李永春,吕英,等.黄通汤对鼻咽癌放疗增敏作用机制的探讨[J].北方药学,2016,13(08):143-144.

[8]MaruokaY, AndoT, OqiuchiY, et al. Nedaplatin(NDP)combinationtherapy(NDP/5-FU, NDP/S-1)for oral cancer[J]. Gan to Kaqaku Ryoho,2007,34(5):713-717.

[9]艾茹玉,周娟,陈蓓,等.中医药防治鼻咽癌放疗后黏膜反应的研究现状[J].广州中医药大学学报,2016,33(03):446-448.

[10]杨帆,莫凯岚,陈扬声.鼻咽癌放疗前后中医证型分布及其演变规律的研究[J].广东药学院学报,2014,30(02):238-240.

[11]潘梦晨,熊明焰.熊明焰主任运用补阳还五汤治疗儿童腺样体肥大经验[J].天津中医药,2021,38(09):1178-1181.

[12]熊大经,刘蓬.中医耳鼻咽喉科学[M].北京:北京中医药出版社,2012:154.

[13]樊长征,苗青,张琼,等.中医药防治成人急性扁桃体炎的优势与证据[J].中国中药杂志,2017(42):1430-1438.

[14]田勇全.耳鼻咽喉头颈外科学[M].北京:人民卫生出版社,2008:330-334.

[15]袁浩展,李雅琼,王艳婷.氨溴索鼓室内注射联合小柴胡汤加味对中耳炎患者免疫功能及听力的影响[J].现代中西医结合杂志,2019,28(15):1674-1677.

[16]陈静,郑艳.鼓室硬化的颞骨HRCT表现与手术对照分析[J].中华耳科学杂志,2015,13(03),501-503.

术语英文缩写索引

磁共振弹性成像	Magnetic Resonance Elastography, MRE
磁敏感加权成像	Sensitivity Weighted Imaging, SWI
体素内不相干运动	Intravoxel Incoherent Motion, IVIM
MR尿路成像	Magnetic Resonance Urography, MRU
质子密度脂肪分数成像	Proton Density Fat Fraction Imaging, PDFF
扩散张量成像	Diffusion Tensor Imaging, DTI
神经突起方向离散度与密度成像	Neurite Orientation Dispersion and Density Imaging, NODDI
质子密度加权频率衰减翻转恢复序列	Proton Density Weighted Spectral Attenuated Inversion Recovery, PDW-SPAIR
动脉自旋标记磁共振灌注成像	ArterialSpinLabelingPerfusionMRI, ASL
血氧水平依赖功能磁共振成像	Blood Oxygen Level Dependent MRI, BOLD-MRI
化学交换饱和转移	Chemical Exchange Saturation Transfer, CEST
多对比度定量图谱磁共振成像	Magnetic Gesonance Imaging Compilation, MAGiC
磁共振神经成像	Magnetic Resonance Neuroimaging, MRN
基于体素的形态学分析	Voxel based morphological analysis, VBM
基于表面的形态学分析	Surface Based Morphology, SBM
功能MRI	Functional Magnetic Gesonance Imaging, fMRI
功能连接	Functional Connectivity, FC
低频振幅	Amplitude Of Low-frequency Fluctuation, ALFF
磁敏感定量成像	Quantitative Susceptibility Mapping, QSM
正电子发射计算机断层显像	Positron Emission Computed Tomography, PET-CT
经肝动脉化疗栓塞术	Transcatheter Arterial Chemoembolization, TACE
数字血管减影技术	Digital Subtraction Angiography, DSA
人工智能	Artificial Intelligence, AI
磨玻璃样结节	Ground Glass Opacity, GGO
纯磨玻璃结节	Pure Ground Glass Nodule, pGGN
混合磨玻璃结节	Mixed Ground Glass Nodules, mGGN
实性结节	Solid Nodule, SN
肝细胞癌	Hepatocellular Carcinoma, HCC
肝内胆管细胞癌	Intrahepatic Cholangio Carcinoma, ICC
慢性萎缩性胃炎	Chronic Atrophic Gastritis, CAG
慢性非萎缩性胃炎	Chronic Non-atrophic Gastritis, CNAG
帕金森病	Parkinson's Disease, PD
前交叉韧带	Anterior Cruciate Ligament, ACL
后交叉韧带	Posterior Cruciate Ligament, PCL
双能X线吸收法	Dual-energy X-ray Absorptiomery, DXA

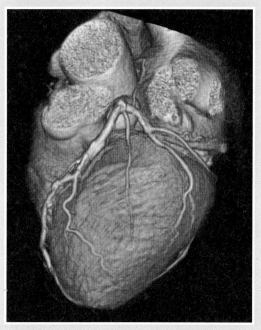

3-1A

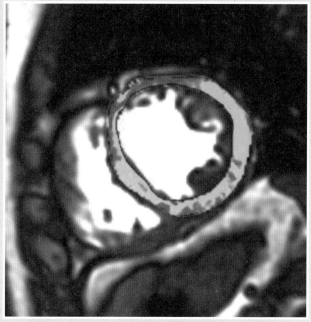

3-1D(FPP)

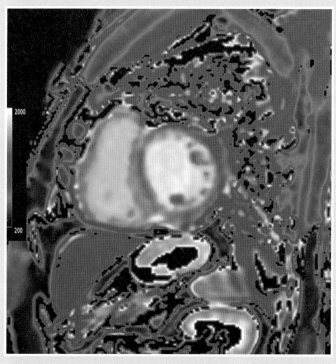

3-1F(T₁ mapping)

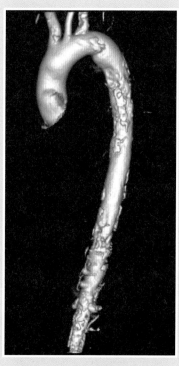

3-6A(VR)

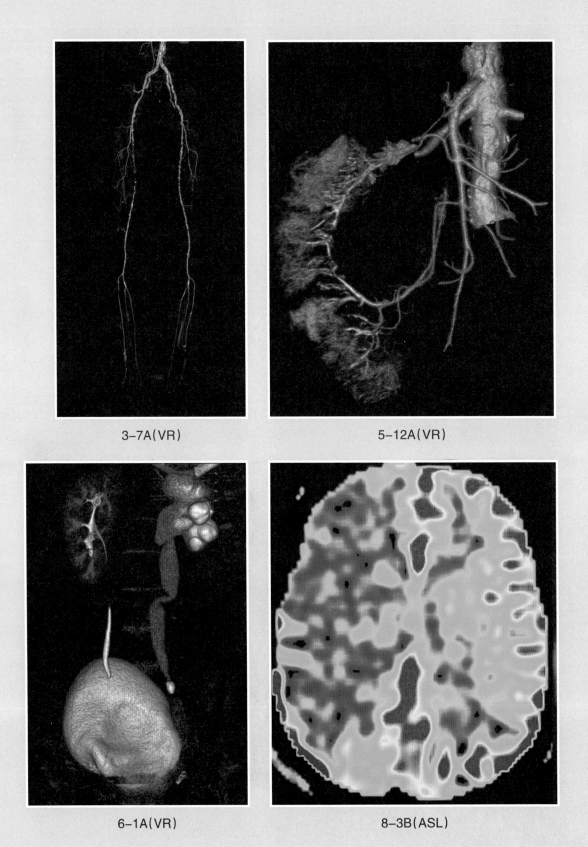

3-7A(VR)

5-12A(VR)

6-1A(VR)

8-3B(ASL)